SÉRIE TEMAS PONTUAIS DE ULTRASSOM
EM EMERGÊNCIA DA CRIANÇA AO ADULTO

US Point-of-Care em Pediatria do Pronto-Socorro à UTI

STPU | Série Temas Pontuais de Ultrassom em Emergência da Criança ao Adulto
Editora da Série
Jœlma Gonçalves Martin

- US Point-of-Care em Pediatria – do Pronto-Socorro à UTI

SÉRIE TEMAS PONTUAIS DE ULTRASSOM EM EMERGÊNCIA DA CRIANÇA AO ADULTO

Editora da Série

Joelma Gonçalves Martin

US POINT-OF-CARE EM PEDIATRIA DO PRONTO-SOCORRO À UTI

Editores do Volume

José Roberto Fioretto | Joelma Gonçalves Martin
Haroldo Teófilo de Carvalho | Fábio Joly Campos

Atheneu
Rio de Janeiro • São Paulo
2024

Editora Atheneu

São Paulo	—	Rua Maria Paula, 123 – 13º andar Conjuntos 133 e 134 Tel.: (11) 2858-8750 E-mail: atheneu@atheneu.com.br
Rio de Janeiro	—	Rua Bambina, 74 lojas - A e B Tel.: (21) 3094-1295 E-mail: atheneu@atheneu.com.br

Capa: Paulo Verardo
Produção Editorial: Alice Barducci

CIP-BRASIL. CATALOGAÇÃO NA PUBLICAÇÃO
SINDICATO NACIONAL DOS EDITORES DE LIVROS, RJ

U86

Us point-of-care em pediatria : do pronto socorro à UTI / editora da série Joelma Gonçalves Martin ; editores do volume José Roberto Fioretto ... [et al.]. - 1. ed. - Rio de Janeiro : Atheneu, 2024.

24 cm. (Temas pontuais de ultrassom em emergência da criança ao adulto)

Inclui bibliografia e índice
ISBN 978-65-5586-809-8

1. Diagnóstico por ultrassom - Pediatria. 2. Ultrassonografia - Pediatria. I. Martin, Joelma Gonçalves. II. Fioretto, José Roberto. III. Série.

24-93252 CDD: 616.07543
CDU: 616-073-053.2

Gabriela Faray Ferreira Lopes - Bibliotecária - CRB-7/6643

Martin, JG
US *Point-of-Care* em Pediatria - Série Temas Pontuais de Ultrassom em Emergência da Criança ao Adulto

Editores do Volume

José Roberto Fioretto

Professor Titular de Medicina Intensiva Pediátrica da Faculdade de Medicina de Botucatu da Universidade Estadual Paulista (FMB/Unesp).
Presidente do Departamento de Medicina Intensiva Pediátrica da Sociedade Brasileira de Pediatria (SBP).
Especialista em Terapia Intensiva pela Associação de Medicina Intensiva Brasileira (AMIB), em Cardiologia pela Sociedade Brasileira de Cardiologia (SBC) e em Pediatria pela SBP.

Joelma Gonçalves Martin

Professora Assistente da Disciplina de Medicina Intensiva e Emergências Pediátricas da Faculdade de Medicina de Botucatu da Universidade Estadual Paulista (FMB/Unesp).
Emergencista e Intensivista Pediátrica pela Sociedade Brasileira de Pediatria (SBP).
Vice-Presidente do Departamento de Emergências da Sociedade de Pediatria de São Paulo (SPSP) – Gestão 2022 a 2025.
Membro do Departamento Científico de Emergências da SBP.

Haroldo Teófilo de Carvalho

Professor Assistente da Disciplina de Terapia Intensiva e Emergências Pediátricas do Departamento de Pediatria da Faculdade de Medicina de Botucatu da Universidade Estadual Paulista (FMB/Unesp).
Especialista em Pediatria pela Sociedade Brasileira de Pediatria (SBP).
Especialista em Medicina Intensiva Pediátrica pela Associação de Medicina Intensiva Brasileira (AMIB), em Cardiologia Pediátrica pela SBP e em Emergências Pediátricas pela Associação Brasileira de Medicina de Emergência (Abramede).

Fábio Joly Campos

Especialista em Terapia Intensiva Pediátrica pela Associação de Medicina Intensiva Brasileira (AMIB). Cardiologista e Ecocardiografista Pediátrico.
Mestre e Doutor em Fisiopatologia em Clínica Médica pela Faculdade de Medicina de Botucatu da Universidade Estadual Paulista (FMB/Unesp).
Chefe da UTI Pediátrica do Hospital das Clínicas da FMB/Unesp.
Professor Assistente da Disciplina de Terapia Intensiva e Emergências Pediátricas do Departamento de Pediatria da FMB/Unesp.

Colaboradores

Daniel Cruz de Abreu

Pediatra pela Faculdade de Medicina do ABC (FMABC).
Emergencista Pediátrico e *Fellowship* em Ultrassom *Point-of-Care* pelo Instituto da Criança e do Adolescente da Faculdade de Medicina da Universidade de São Paulo (ICr/HCFMUSP).

Daniel Fabiano Barbosa dos Santos

Neurologista Clínico pelo Hospital das Clínicas da Faculdade de Medicina de Botucatu da Universidade Estadual Paulista (HCFMB/Unesp).
Neurologista Vascular e Neurossonologista pelo HCFMB/Unesp.
Mestre em Neurologia Clínica pelo HCFMB/Unesp.
Pós-Graduado em Ultrassonografia Neurológica pelo Centro de Ensino em Tomografia, Ressonância e Ultrassonografia de São Paulo (CETRUS/SP).

Edson Luíz Fávero Júnior

Doutor em Fisiopatologia em Clínica Médica pela Faculdade de Medicina de Botucatu da Universidade Estadual Paulista (FMB/Unesp).

Fábio Joly Campos

Especialista em Terapia Intensiva Pediátrica pela Associação de Medicina Intensiva Brasileira (AMIB). Cardiologista e Ecocardiografista Pediátrico.
Mestre e Doutor em Fisiopatologia em Clínica Médica pela Faculdade de Medicina de Botucatu da Universidade Estadual Paulista (FMB/Unesp).
Chefe da UTI Pediátrica do Hospital das Clínicas da FMB/Unesp.
Professor Assistente da Disciplina de Terapia Intensiva e Emergências Pediátricas do Departamento de Pediatria da FMB/Unesp.

Gabriel Pinheiro Modolo

Graduado em Medicina, com Residência em Neurologia pela Santa Casa de São Paulo.
Mestrado em Fisiopatologia em Clínica Médica pela Universidade Estadual Paulista (Unesp).
Titulado em Doppler Transcraniano pela Academia Brasileira de Neurologia (ABN).
Titulado em Neurorradiologia pela ABN, pela Sociedade Brasileira de Nefrologia (SBN) e pelo Conselho Brasileiro de Radiologia (CBR).
Médico dos Serviços de Neurologia Vascular e Neurorradiologia Intervencionista no Hospital das Clínicas da Faculdade de Medicina de Botucatu da Universidade Estadual Paulista (HCFMB/Unesp).

Haroldo Teófilo de Carvalho

Professor Assistente da Disciplina de Terapia Intensiva e Emergências Pediátricas do Departamento de Pediatria da Faculdade de Medicina de Botucatu da Universidade Estadual Paulista (FMB/Unesp).
Especialista em Pediatria pela Sociedade Brasileira de Pediatria (SBP).
Especialista em Medicina Intensiva Pediátrica pela Associação de Medicina Intensiva Brasiliera (AMIB), em Cardiologia Pediátrica pela SBP e em Emergências Pediátricas pela Associação Brasileira de Medicina de Emergência (Abramede).

Joelma Gonçalves Martin

Professora Assistente da Disciplina de Medicina Intensiva e Emergências Pediátricas da Faculdade de Medicina de Botucatu da Universidade Estadual Paulista (FMB/Unesp).
Emergencista e Intensivista Pediátrica pela Sociedade Brasileira de Pediatria (SBP).
Vice-Presidente do Departamento de Emergências da Sociedade de Pediatria de São Paulo (SPSP) – Gestão 2022 a 2025.
Membro do Departamento Científico de Emergências da SBP.

José Roberto Fioretto

Professor Titular de Medicina Intensiva Pediátrica da Faculdade de Medicina de Botucatu da Universidade Estadual Paulista (FMB/Unesp).
Presidente do Departamento de Medicina Intensiva Pediátrica da Sociedade Brasileira de Pediatria (SBP).
Especialista em Terapia Intensiva pela Associação de Medicina Intensiva Brasileira (AMIB), em Cardiologia pela Sociedade Brasileira de Cardiologia (SBC) e em Pediatria pela SBP.

Juliana Rodrigues Ortiz

Médica pela Faculdade de Medicina do ABC (FMABC).
Titulada em Pediatria pela Sociedade Brasileira de Pediatria (SBP), com atuação em Cardiologia Pediátrica e Ecocardiografia Pediátrica pela Faculdade de Medicina de Botucatu da Universidade Estadual Paulista (FMB/Unesp).

Luciana Gomes Portasio

Mestra em Medicina pela Faculdade de Medicina de Botucatu.
Médica Assistente da UTI Pediátrica do Hospital das Clínicas de Botucatu da Universidade Estadual Paulista (HCFMB/Unesp).

Marcela Gravelle Vieira

Emergencista Pediátrica e *Fellowship* em Ultrassom *Point-of-Care* pelo Instituto da Criança do Hospital das Clínicas da Faculdade de Medicina da Universidade de São Paulo (ICr/HCFMUSP).

Marcela Preto Zamperlini

Doutora em Ciências pelo Programa de Medicina (Pediatria) da Faculdade de Medicina da Universidade de São Paulo (FMUSP).
Especialista em Emergência Pediátrica pela Sociedade Brasileira da Pediatria (SBP).
Graduada em Medicina pela Pontifícia Universidade Católica de Campinas (PUC-Campinas).
Pós-graduada pela Universidade de São Paulo (USP).
Fellowship em Ultrassom *Point-of-Care* pelo The Hospital for Sick, Canadá.

Marcos Christiano Lange

Médico Neurologista pelo Complexo do Hospital de Clínicas da Universidade Federal do Paraná (CHC-UFPR/EBSERH).
Doutor em Medicina Interna pela UFPR.
Membro Titular da Academia Brasileira de Neurologia (ABN).

Rodrigo Bazan

Livre-Docente da Disciplina Neurologia Clínica na Facudade de Medicina de Botucatu da Universidade Estadual Paulista (FMB/Unesp).

Rossano Cesar Bonatto

Professor Assistente do Departamento de Pediatria da Faculdade de Medicina de Botucatu da Universidade Estadual Paulista (FMB/Unesp).
Chefe da Disciplina de Cardiologia Pediátrica da FMB/Unesp.
Mestre e Doutor em Cardiologia pela FMB/Unesp. Especialista em Pediatria pela Sociedade Brasileira de Pediatria (SBP) e em Medicina Intensiva Pediátrica pela Associação de Medicina Intensiva Brasileira (AMIB).

Saskia Maria Wiegerinck Fekete

Mestra e Doutora pela Universidade Estadual Paulista Júlio de Mesquita Filho – Campus Botucatu.
Pós-Graduada em Pediatria pela Faculdade de Medicina de Botucatu (FMB).

Silméia Garcia Zanati Bazan

Professora Associada de Cardiologia na Faculdade de Medicina de Botucatu da Universidade Estadual Paulista (FMB/Unesp).
Chefe da Disciplina de Cardiologia Pediátrica da FMB/Unesp.

Thiago Dias Baumgratz

Especialista em Medicina de Emergência pela Universidade Estadual de Campinas (Unicamp).
Doutorando do Programa de Pós-Graduação do Departamento de Clínica Médica da Faculdade de Medicina de Botucatu da Universidade Estadual Paulista (FMB/Unesp).
Chefe da Disciplina de Cardiologia Pediátrica da FMB/Unesp.
Coordenador da Residência em Medicina de Emergência da FMB/Unesp.
Médico Emergencista no Time de Resposta Rápida do Hospital das Clínicas da Faculdade de Medicina de Botucatu (HCFMB/Unesp).
Instrutor de Ultrassonografia *Point-of-Care* pela WINFOCUS.

Tiago Henrique de Souza

Médico Intensivista na UTI Pediátrica do Hospital das Clínicas da Universidade Estadual de Campinas (HC/Unicamp).
Supervisor do Programa de Residência em Medicina Intensiva Pediátrica da Faculdade de Ciências Médicas da Unicamp (FCM/Unicamp).
Docente do Programa de Pós-Graduação em Saúde da Criança e do Adolescente da FCM/Unicamp.

Dedicatória

Dedicamos este livro a todo médico envolvido
com o cuidado da criança e do adolescente, particularmente
nas unidades de emergência e de terapia intensiva.

Agradecimentos

Agradecemos a participação dos docentes e médicos de grandes universidades do país, que escreveram o conteúdo com dedicação, compartilhando seu conhecimento e sua prática.

Nossa eterna gratidão alcança ainda toda a equipe médica de diaristas, plantonistas e equipe multiprofissional das unidades de emergência e terapia intensiva aqui representadas, pois elas nos auxiliam diariamente na tarefa de assistir às crianças com competência e dedicação e nos impulsionam a melhorar a qualidade do nosso cuidado.

Nosso carinho especial às nossas famílias, representadas por pais, mães, filhos, esposas, maridos, sem os quais não teríamos chegado até aqui.

Por fim, agradecemos a Deus, pela vida e pelo dom que concedeu a todos aqui envolvidos no cuidado dos pacientes, sempre com muito profissionalismo, estudo, amor e humanidade.

Aos nossos pacientes e às suas famílias, nosso mais profundo respeito e gratidão.

Os Editores

Prefácio da 1ª edição

A ultrassonografia *Point-of-Care* (POCUS) vem ganhando cada vez mais espaço nas unidades de Emergência, Terapia Intensiva e de outros setores hospitalares. Suas particularidade, como o fato de ser exame não invasivo, muito reprodutível e com possiblidade de repetição para acompanhar o tratamento, a tornam método diagnóstico indispensável na atualidade.

Portanto, é com grande satisfação e honra que aceitei o convite dos editores para prefaciar a obra *US Point-of-Care em Pediatria – do Pronto-Socorro à UTI*. Trata-se de um livro elaborado não apenas para fundamentar o conhecimento básico da ultrassonografia, mas também para oferecer subsídios práticos à maioria das aplicações clínicas da POCUS, como ultrassom pulmonar, cardíaco, transcraniano e abdominal. Igualmente, foram incluídos capítulos sobre a aplicação do ultrassom na parada cardiorrespiratória e em procedimentos, bem como sobre o papel da ultrassonografia transfontanelar na emergência neonatal. Um grande diferencial do livro é que alguns capítulos apresentam imagens que podem ser consultadas pelos leitores, na forma de *QR code*, facilitando sobremaneira a prática de sua obtenção.

Assim, estou certo de que a obra proporcionará importantes subsídios para todos os profissionais envolvidos no cuidado de crianças gravemente enfermas, do pronto-socorro à unidade de terapia intensiva.

José Roberto Fioretto

Professor Titular de Medicina Intensiva Pediátrica
da Faculdade de Medicina de Botucatu
da Universidade Estadual Paulista (FMB/Unesp).

Apresentação

Quais são os impactos que os avanços tecnológicos trouxeram para o campo da Medicina nas últimas décadas? Naturalmente, são muitos os tópicos a serem considerados nessa pergunta, desde a parte medicamentosa até à idealização de equipamentos hospitalares mais complexos e, ao mesmo tempo, mais práticos de se manusear.

Um exemplo dessa evolução são os aparelhos de **Ultrassom (US) *Point-of-Care***, idealizados na década de 1970, a partir da necessidade de um atendimento mais ágil, especialmente em emergências médicas e ambientes de cuidados intensivos. Portáteis e de alta disponibilidade, esses equipamentos são capazes de diminuir o tempo necessário para a realização de um diagnóstico, auxiliando na realização de procedimentos e no cuidado com o paciente.

Para pacientes pediátricos, como o aparelho pode colaborar com a rotina de tratamento? O Departamento de Pediatria da Faculdade de Medicina de Botucatu da Universidade Estadual Paulista (FMB/Unesp) lança o livro *US Point-of-Care em Pediatria: do Pronto-Socorro à UTI*, com o intuito de apresentar as principais tendências da utilização desse aparelho na assistência hospitalar nacional e internacional, com respaldo das mais recentes e melhores referências bibliográficas e das evidências médicas contemporâneas.

Os médicos e docentes envolvidos no conteúdo desta obra, não apenas do Departamento de Pediatria, mas também dos Departamentos de Neurologia, Radiologia e Emergência, além de colegas de outras renomadas escolas médicas, são profissionais reconhecidos em suas áreas de atuação e aliam experiência e humanização a fim de contribuir para a formação de profissionais em todo o Brasil e para a manutenção da saúde de uma comunidade a partir da educação médica.

Além disso, publicações como esta proporcionam visibilidade ao Departamento de Pediatria da Faculdade de Medicina de Botucatu (FMB) e, consequentemente, ao trabalho desempenhado no nosso Hospital da Clínicas (HCFMB), palco de uma parceria que visa ao desenvolvimento de profissionais qualificados, éticos e humanizados, que atendam às necessidades de saúde da sociedade.

Desejamos que este livro promova uma reflexão sobre as transformações na prática médica a partir do uso constante da tecnologia e que, por meio da colaboração de profissionais experientes e comprometidos, possa inspirar novas gerações de médicos a adotar práticas inovadoras e aprimorar o cuidado com pacientes pediátricos no Brasil e no mundo.

Os Editores

Sumário

1

Princípios da ultrassonografia

Thiago Dias Baumgratz
Edson Luíz Fávero Júnior
Joelma Gonçalves Martin

Introdução

A ultrassonografia beira-leito revolucionou a prática médica cotidiana, pois permitiu a interpretação de síndromes clínicas e sua complementação com imagens ultrassonográficas. Todavia, para que esse conhecimento não seja utilizado de maneira inadequada, é necessário o entendimento básico dos princípios do ultrassom (US).

As propriedades acústicas do som começaram a ser estudadas pelas civilizações Grega e Romana, mas somente no início do século XX, com o desenvolvimento do sonar para auxiliar as navegações durante a Primeira Guerra Mundial, é que se obteve maior avanço tecnológico nessa área.

Na Medicina, os primeiros usos do ultrassom foram relatados entre as décadas de 1940 e 1950 do século passado, com médicos realizando avaliações de pacientes em equipamentos robustos, nos quais havia necessidade de imersão dos usuários no interior de tanques com meio líquido que permitia a transmissão da onda sonora. Ao longo das décadas posteriores, os aparelhos foram aperfeiçoados.

A ultrassonografia beira-leito, também chamada de ultrassonografia *Point-of-Care* (POCUS), que vemos em uso atualmente, a partir da qual, por meio de protocolos de avaliação guiada, fazemos correlação clínica e imaginológica de patologias, surgiu nos anos 1990, tendo sido utilizada inicialmente por médicos emergencistas e por cirurgiões que utilizavam um roteiro de avaliação para pacientes traumatizados, dando origem ao *Focused Assessment with Sonography in Trauma* (FAST).

A evolução dos estudos em POCUS com novas pesquisas e com incorporação de mais protocolos de avaliação focada fizeram do ultrassom uma ferramenta de grande importância para o atendimento dos pacientes em todos os ambientes de assistência médica, principalmente em emergências.

E, para que o profissional de saúde possa utilizar essa ferramenta, é importante conhecer fundamentos que auxiliem no processo de captura e melhoria da qualidade das imagens. Nesse sentido, abordaremos tópicos fundamentais, como princípios de formação das imagens, escolha do transdutor, ganho e profundidade.

Para realizar uma avaliação com ultrassom, é necessário que a imagem se forme no aparelho. Entretanto, cabem algumas perguntas: a imagem visualizada é realmente idêntica à estrutura avaliada? Existem imperfeições? Existem artefatos?

Os equipamentos que utilizamos, em sua maioria, são compostos por uma estrutura similar a um computador com tela, associada a uma sonda com um cristal, ligada à energia elétrica. A imagem captada pelo transdutor é transmitida à tela do aparelho (Figura 1.1).

Para a formação da imagem que visualizamos, é necessário que a corrente elétrica passe pelo cristal, provocando sua vibração, com a formação de ondas de som. As ondas sonoras emitidas pelo cristal contido na sonda entrarão em contato com as estruturas a serem analisadas e, por meio de

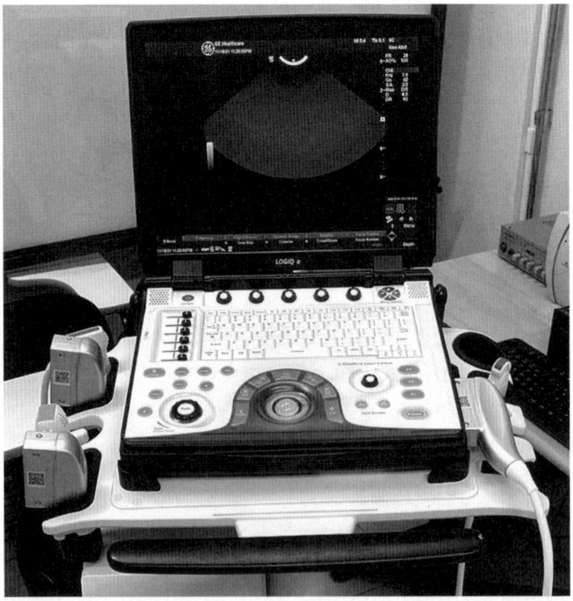

Figura 1.1. Aparelho de ultrassom portátil. Fonte: acervo pessoal dos autores.

reverberação, interferência e reflexão, serão formados artefatos e imagens que nos permitirão avaliar as estruturas.

É importante, também, o entendimento da orientação das imagens formadas, pois é preciso conhecer como serão exibidas as estruturas na tela do aparelho, a fim de localizar-se anatomicamente. A imagem formada na tela mostrará, no ponto mais alta da tela, as estruturas mais próximas à pele e, na parte baixa da tela, o que estiver mais distante da pele. Para descrição de estrutura à direita e à esquerda, vamos levar em consideração o marcador do transdutor, que idealmente deve ser posicionado para o mesmo lado que a marcação da tela, de forma que consigamos a lateralidade da imagem, como na Figura 1.2, de avaliação abdominal.

Para se chegar à melhor qualidade da imagem, é preciso começar pela escolha adequada do transdutor, pois a definição da qualidade da onda sonora emitida, a frequência de onda e o comprimento de onda são específicos. Uma sonda que emite onda sonora de alta frequência tem menor penetração nas estruturas e, por isso, está mais indicada para avaliações superficiais. Já uma sonda com baixa frequência tem a característica inversa, sendo mais adequada para estruturas mais distantes da pele (Figura 1.3).

Dessa forma, podemos apresentar os três principais transdutores utilizados na avaliação beira-leito no contexto de emergência: o linear, utilizado para estruturas superficiais; o convexo, utilizado para estruturas profundas;

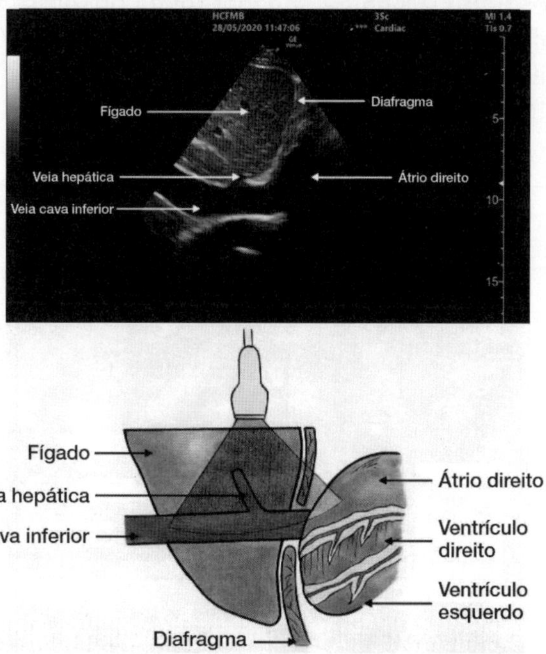

Figura 1.2. Lateralidade da imagem de ultrassom e desenho representativo da anatomia. Fonte: acervo pessoal dos autores.

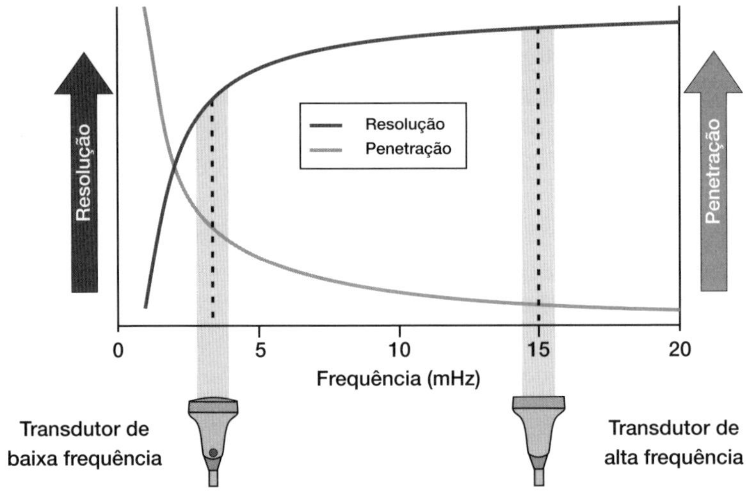

Figura 1.3. Comparação da resolução, da penetração e da frequência dos transdutores. Fonte: adaptada de Soni NJ, *et al.*

e o setorial, utilizado para estruturas profundas, principalmente para avaliação cardíaca (Figura 1.4).

Tendo escolhido o transdutor adequado à avaliação desejada, precisamos entender as funções do aparelho. Apesar das dezenas de botões disponíveis nos equipamentos, no contexto de emergência, precisamos nos atentar principalmente a três ações: ganho (*gain*), profundidade (*deep*) e congelamento (*freezze*), que vamos utilizar com maior frequência durante os atendimentos.

Transdutor	Linear	Convexo/curvilíneo	Setorial/cardíaco
Formato do feixe de ultrassom	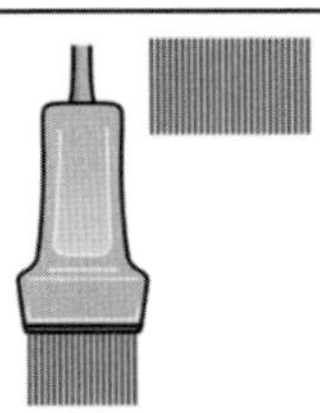	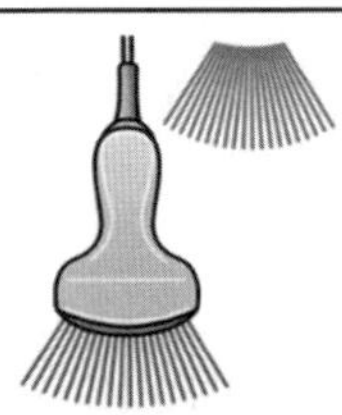	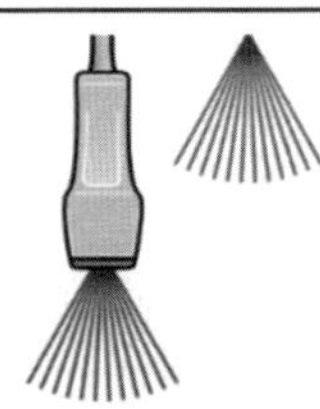
Frequência	5 mHz – 20 mHz	2 mHz – 5 mHz	1 mHz – 5 mHz
Profundidade	6 cm	30 cm	35 cm
Estruturas	Vasos, olhos, músculos, articulações, punções, pleura e pulmão em pediatria	Abdome, pulmão e bexiga	Coração, abdome e pulmão

Figura 1.4. Principais transdutores e suas características.
Fonte: adaptada de Soni NJ, *et al.*

Começando pela função "congelamento", que significa pausar a imagem captada. Apesar de ser um recurso que utilizamos com certa frequência, na avaliação beira-leito, uma de suas grandes vantagens é a dinamicidade da captação de imagens, que nos permite realizar avaliações mais complexas. Todavia, em alguns momentos, podemos necessitar dessa função para captar alguma imagem específica.

O ajuste de profundidade será muito útil para adaptar a captação de imagem as estruturas avaliadas. No caso de uma avaliação de vasos superficiais, escolheremos o transdutor linear e ajustaremos a profundidade para cerca de 2 cm a 3 cm, de forma a visualizar com maior clareza a estrutura. Por outro lado, se desejamos avaliar os rins, utilizaremos um transdutor convexo e ajustaremos a profundidade para cerca de 10 cm a 12 cm, quando criança, para conseguir a imagem adequada. Dessa forma, ajustaremos a profundidade para cada contexto diferente que avaliarmos, o que será descrito nos capítulos posteriores. Na Figura 1.5, podemos comparar como a diferença de profundidades permite a definição mais adequada das estruturas adjacentes.

A função "ganho" é a de maior importância para uma boa qualidade de imagem. Com o ajuste de ganho, podemos melhorar a recepção das ondas pelo transdutor e melhorar a qualidade da imagem. Caso, durante o exame, deixemos o ganho no máximo, teremos uma imagem muito branca (hiperecoica). Já se trabalharmos com ganho mínimo a imagem formada estará escurecida (anecoica), como demostrando na Figura 1.6.

Dessa forma, é evidente a importância do ajuste do ganho, conforme a estrutura a ser avaliada. Por exemplo, em um paciente em que se deseja avaliar apenas a pleura, a redução do ganho pode ser vantajosa para o exame, mas, quando for avaliar os artefatos do pulmão, necessitaremos corrigir o ganho, o que será mais bem explicado nos capítulos seguintes.

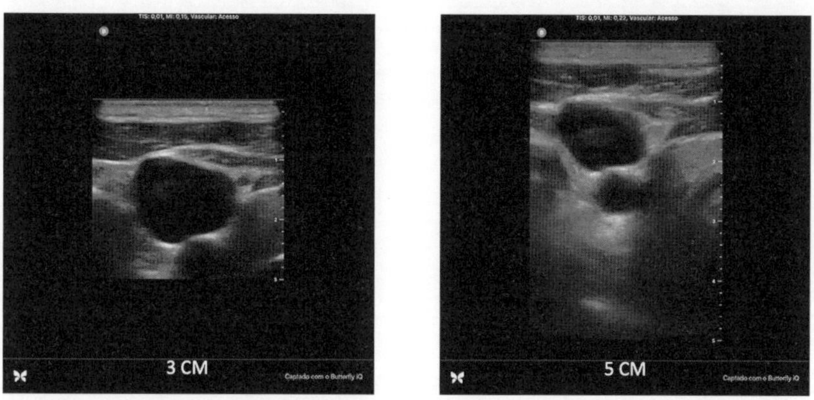

Figura 1.5. Comparação do ajuste de profundidade.
Fonte: acervo pessoal dos autores.

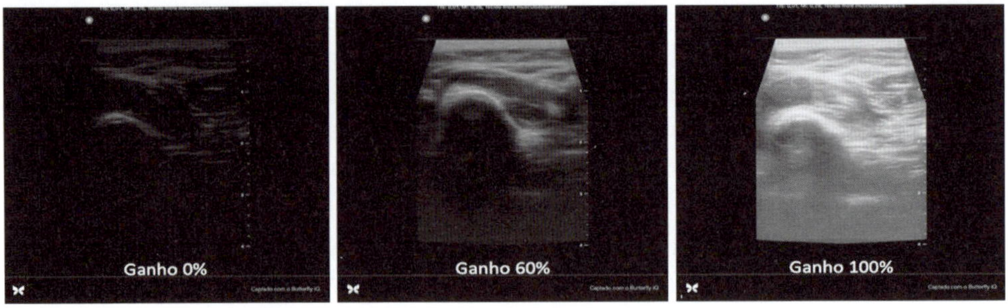

Figura 1.6. Comparação do ajuste de ganho. Fonte: acervo pessoal dos autores.

Portanto, quando estudamos a ultrassonografia beira-leito, devemos ter atenção a aspectos relacionados ao aparelho e ao transdutor escolhido, uma vez que é necessário conhecer as características das sondas e os ajustes iniciais para a realização de uma avaliação assertiva. O uso inadequado e sem conhecimento da tecnologia pode levar a interpretações equivocadas das imagens obtidas, com risco de erros na assistência.

Bibliografias consultadas

Connolly JA, Dean AJ, Hoffmann B, Jarman RD. Emergency Point-of-Care Ultrasound. Chichester: John Wiley & Sons Ltd.; 2017.

Daniels JM, Hoppmann RA. Practical Point-of-Care Medical Ultrasound. Cham: Springer International Publishing; 2016.

Lichtenstein DA. Whole Body Ultrasonography in the Critically Ill. Berlin, Heidelberg: Springer; 2010.

Lichtenstein DA. General Ultrasound in the Critically Ill. Berlin, Heidelberg: Springer; 2005.

Noble VE, Nelson BP. Manual of Emergency and Critical Care Ultrasound. Cambridge: Cambridge University Press; 2011.

Soni NJ, Arntfield R, Kory P. Point-of-Care Ultrasound. Philadelphia: Elsevier; 2020.

2

Manuseio do equipamento de ultrassom

Fábio Joly Campos
Tiago Henrique de Souza
Haroldo Teófilo de Carvalho

Introdução

Por mais que os preços dos equipamentos de ultrassom tenham diminuído nos últimos anos, ainda são equipamentos de custo elevado. Então, é necessário que tenhamos alguns cuidados, para que a vida útil do aparelho se estenda.

Fonte de energia

A maioria dos aparelhos mais atuais funcionam com voltagem de 110 V a 240 V, podendo ser usados em qualquer tomada. Porém, alguns equipamentos mais antigos podem funcionar apenas em 110 V. Dessa forma, devemos ficar atentos a isso. Hoje, como mecanismo de proteção, temos um fusível na fonte, protegendo o aparelho do uso em tensões elétricas inadequadas, mas, quando usamos o carrinho para transporte, também precisamos ficar atentos à voltagem de sua fonte, que pode ser diferente da do aparelho (Figura 2.1). Normalmente, também há um mecanismo de proteção neles, como um fusível ou um disjuntor, que desarma com voltagem alta (Figura 2.2).

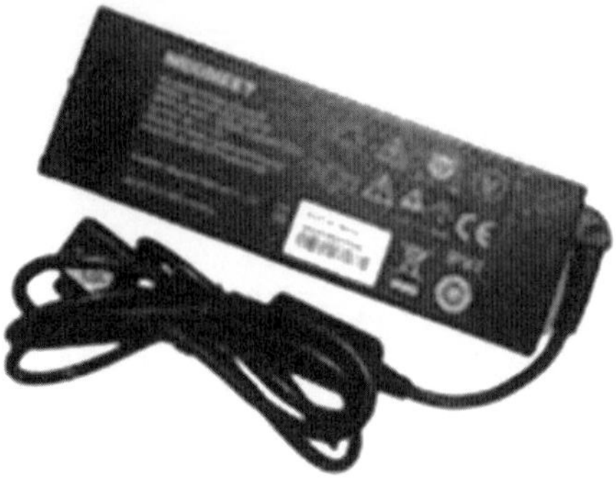

Figura 2.1. Fonte de energia. Fonte: acervo pessoal dos autores.

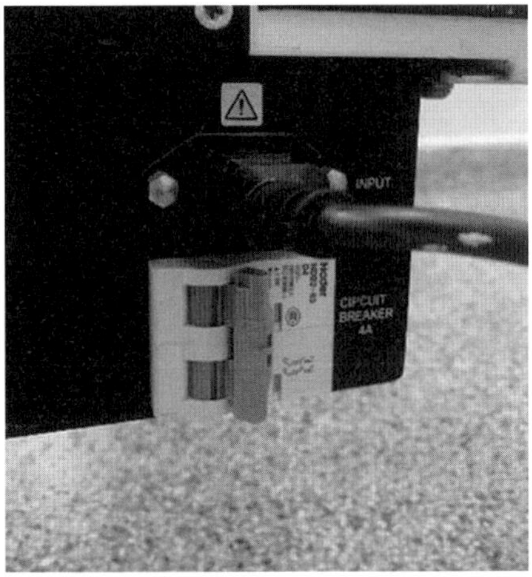

Figura 2.2. Disjuntor. Fonte: acervo pessoal dos autores.

Cuidados com os transdutores

Os transdutores são componentes importantíssimos no aparelho de ultrassom e, graças à tecnologia aplicada, representam até metade do custo do aparelho. O mecanismo que gera as ondas ultrassônicas se desgasta com o uso. Portanto, quando o exame não estiver sendo realizado, o aparelho deve ser mantido em *standby* ou, pelo menos, permanecer com a tela congelada.

Outro momento importante é a troca de transdutor, procedimento em que alguns equipamentos exigem que a imagem esteja congelada.

Devemos cuidar, também, para evitar traumas dos transdutores, acondicionando-os em local adequado, sem expô-los à umidade e à alta temperatura. Alguns aparelhos têm *slots*, para deixarmos todos os transdutores já conectados. Assim, apenas será necessário selecionarmos, na tela, que transdutor será usado. Os cabos dos transdutores têm tamanho variado e devemos cuidar também deles, evitando que se dobrem e tomando cuidado para não passar o carrinho por cima deles, visto que a falta desse cuidado pode quebrar as fibras óticas existentes em seu interior.

Limpeza do equipamento

Todos os procedimentos de limpeza devem ser realizados com o equipamento protegido por dispositivo adequado, para evitar a contaminação por sangue ou outros fluidos corporais. Os transdutores e o teclado do equipamento devem ser higienizados com o uso do quaternário de amônio, uma solução com características antimicrobianas e desinfectantes que atua diretamente na parede das bactérias. Seu uso adequado não nos exime do cuidado com o contato com fluidos. Não devemos deixar o gel secar no transdutor, sendo necessário, portanto, que o limpemos logo após o uso.

Álcool não pode ser usado, pois danificará o equipamento. O quaternário de amônio deve ser passado com pano seco e macio, para evitar riscos aos equipamentos em casos de maior quantidade de sujeira. O gabinete pode ser limpo com sabão neutro.

Manutenção preventiva

Devemos seguir o plano de manutenção preventiva proposto pelos fabricantes, apesar de isso acarretar gastos. Ao fazê-la de forma periódica, aumentamos a vida útil do equipamento.

Temperatura

A recomendação é de que o equipamento seja utilizado em temperaturas entre 18°C e 22°C. Porém, no ambiente de terapia intensiva, a temperatura não poderá ser tão baixa, o que levará, com certeza, a uma diminuição da vida útil do equipamento.

Transporte

Devemos evitar transporte desnecessário dos equipamentos, pois a movimentação, mesmo com carrinho adequado, leva à trepidação das placas internas. Caso o transporte seja por trechos maiores, deve-se armazenar o equipamento em bolsas próprias, que isolam a temperatura e mantêm o correto acondicionamento dos acessórios.

Bibliografias consultadas

Bartrum RJ Jr. Ultrasound instrumentation. Crit Rev Diagn Imaging. 1986;25(3):279-303.

Dietrich CF, Rudd L, Saftiou A, Gilja OH. The EFSUMB website, a great source for ultrasound information and education. Med Ultrason. 2017;19(1):102-10.

Gharahbaghian L, Anderson KL, Lobo V, Huang RW, Poffenberger CM, Nguyen PD. Point-of-Care Ultrasound in Austere Environments: a Complete Review of its Utilization, Pitfalls, and Technique for Common Applications in Austere Settings. Emerg Med Clin North Am. 2017;35(2):409-41.

McCormick TJ, Miller EC, Chen R, Naik VN. Acquiring and maintaining point-of-care ultrasound (POCUS) competence for anesthesiologists. Can J Anaesth. 2018;65(4):427-36.

Nelson BP, Sanghvi A. Out of hospital point-of-care ultrasound: current use models and future directions. Eur J Trauma Emerg Surg. 2016;42(2):139-50.

3

Ultrassonografia no paciente em ventilação mecânica

José Roberto Fioretto
Haroldo Teófilo de Carvalho

Introdução

A ventilação mecânica é utilizada em unidades de tratamento intensivo pediátrico em todo o mundo como estratégia principal para o manejo de pacientes com insuficiência respiratória aguda e crônica. Embora o suporte para pacientes com pulmões normais e saudáveis, como os de pacientes com insuficiência respiratória neuromuscular ou os de pacientes em período após anestesia geral para a realização de procedimentos eletivos, geralmente possa ser realizado sem dificuldade, a ventilação de pacientes pediátricos com doenças pulmonares graves é um desafio muito mais complexo.[1]

As doenças pulmonares são as condições mais frequentes em recém-nascidos, lactentes, pré-escolares e escolares, além de serem a principal causa de morte em crianças com menos de 5 anos de idade. Durante anos, os pulmões não eram avaliados pelos métodos ultrassonográficos de diagnóstico, diante da incapacidade de penetrar em estruturas preenchidas por gás. Com o desenvolvimento do método, observou-se que o pulmão doente e o pulmão normal produzem artefatos ultrassonográficos resultantes da interface tecido × gás × tecido, quando as ondas sonoras penetram no tecido comprometido e/ou no tecido normal.[2,3]

Assim, neste capítulo, apresentaremos as principais técnicas ultrassonográficas de monitoramento da ventilação mecânica invasiva e/ou não invasiva, por meio da ultrassonografia cervical anterior e da ultrassonografia pulmonar, sendo essa última descrita com mais detalhes em capítulo específico.

Ultrassonografia do diafragma

Recentemente, a ultrassonografia do diafragma emergiu como método de alta sensibilidade e alta especificidade na avaliação respiratória de crianças gravemente enfermas. Pode predizer a falha da ventilação não invasiva e o sucesso do desmame da ventilação mecânica. Estudos recentes demonstraram correlação da espessura e da excursão do diafragma com resultados em pacientes com bronquiolite e pneumonia, podendo ter um papel na triagem de pacientes afetados pela síndrome do desconforto respiratório agudo (SDRA) clássica ou por covid-19, além de orientar decisões de manejo respiratório.[4-7]

Para ultrassonografia diafragmática (Figura 3.1), utilizamos a sonda linear, a fim de avaliar a excursão e a espessura do diafragma na janela subcostal, com o probe colocado nas linhas médio-clavicular e médio-axilar.[8]

- Excursão diafragmática: a excursão diafragmática avalia o movimento do diafragma com a respiração. No modo M, o diafragma aparece como uma onda sinusoidal. A excursão é aferida como a distância da deflexão para cima (inspiração) até a deflexão para baixo (expiração), usando a média de três respirações durante a respiração basal (Figura 3.1A).[9,10]
- Espessura diafragmática: a espessura diafragmática é definida como a distância entre as linhas hiperecoicas que circundam o diafragma e representam a pleura diafragmática e a membrana do peritônio. A fração da espessura diafragmática (DTF) é determinada pela medida da espessura diafragmática entre a inspiração, quando o diafragma se contrai e está em sua largura mais espessa (Tdi-Insp), e a expiração, quando o diafragma relaxa e está em sua largura mais fina (Tdi-exp) e é calculado pela fórmula: (Tdi-Insp – Tdi-exp)/Tdi-exp. Foi demonstrado que o DTF prediz o sucesso do desmame de pacientes pediátricos sob ventilação mecânica com uma sensibilidade de 82% e uma especificidade de 81% (Figura 3.1B).[10]

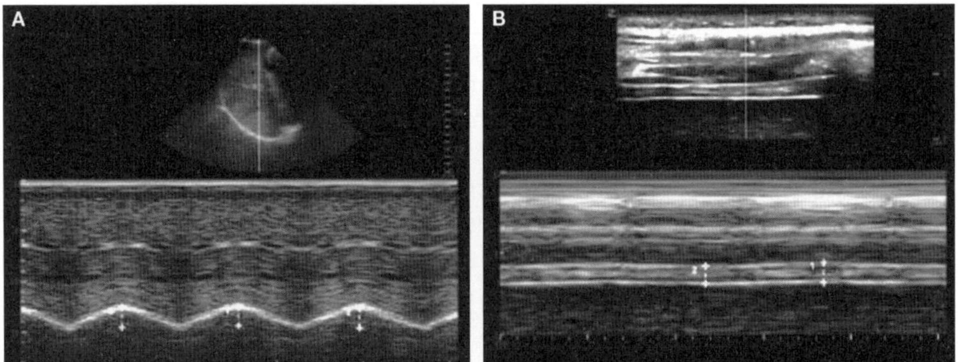

Figura 3.1. Ultrassonografia diafragmática. (**A**) Excursão diafragmática no modo M na janela subcostal na linha médio-clavicular. (**B**) Espessura diafragmática no modo M na linha médio-axilar. Fonte: adaptada de Rizvi MB, *et al.*[10]

Intubação e posição do tubo traqueal

A colocação de tubos endotraqueais é comum em pacientes nas unidades de urgência e de terapia intensiva, principalmente naqueles que apresentam insuficiência respiratória. Até então, a radiografia de tórax era o método de escolha para confirmação do posicionamento do tubo. Contudo, estudos demonstraram precisão superior a 90% com a ultrassonografia.[11]

Para a confirmação do posicionamento, devemos avaliar a janela intercostal médio-clavicular no eixo longitudinal ou a janela intercostal médio-axilar, para confirmar o deslizamento pulmonar e o pulmão aerado bilateralmente. Deve-se evidenciar o movimento do diafragma bilateralmente no caso de pacientes com tubo endotraqueal na posição adequada.[11]

Nos casos de intubação seletiva, observaríamos a ausência de deslizamento pulmonar, pulmão não aerado e falta de movimento diafragmático no lado extubado. Pode haver reversão do movimento diafragmático quando pressão positiva é aplicada ao estômago na intubação esofágica. Quando o paciente está adequadamente ventilado, a excursão diafragmática será visualizada no modo M como uma onda sinusoidal (Figura 3.1A).

A excursão diafragmática para avaliação do posicionamento adequado do tubo mostrou sensibilidade de 91% e especificidade de 50%, além de ser mais rápida que a radiografia torácica convencional e comparável à capnografia para confirmação da colocação do dispositivo.[11,12]

A ultrassonografia transcricoide ou transtireóidea e a ultrassonografia para avaliação da lâmina pulmonar apresentaram sensibilidade e especificidade de 100% na verificação da colocação do tubo em ambientes de emergência. Os sinais ultrassonográficos classicamente descritos para confirmar a colocação do tubo endotraqueal através dessas janelas leva em consideração o distúrbio da interface da mucosa aérea, chamado de sinal de tempestade de neve (Figura 3.2) ou sinal da bala (Figura 3.3).[13]

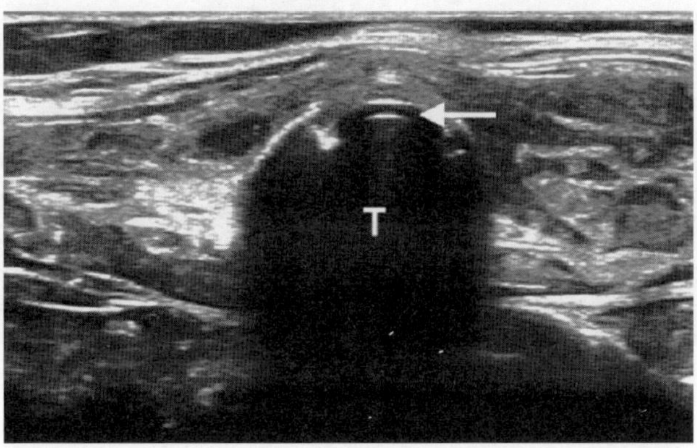

Figura 3.2. O artefato da tempestade de neve é criado quando o tubo endotraqueal avança para dentro da traqueia. A *seta* demonstra o sinal formado pela reflexão ultrassonográfica da parede do tubo. Fonte: adaptada de Weaver B, *et al.*[13]

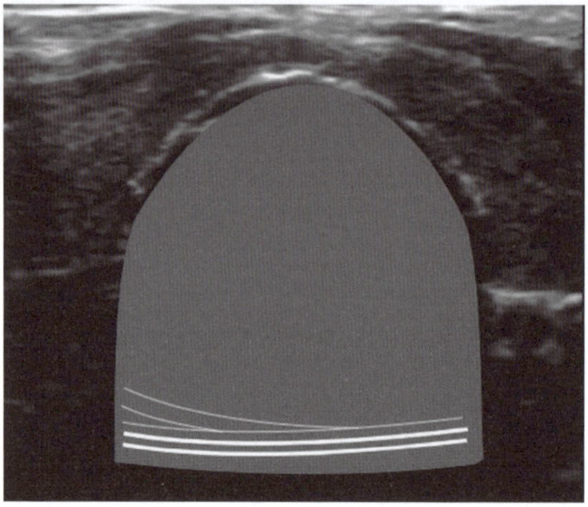

Figura 3.3. O sinal do marcador é uma interface única ar-mucosa com aumento do sombreamento posterior e aumento do diâmetro da traqueia. O ar no balão do TET causa deslocamento das paredes da traqueia criando esse artefato. Fonte: adaptada de Weaver B, *et al.*[13]

Localização do tubo na traqueia

Para localizar o tubo na traqueia, podemos usar o eixo longo ou a janela longitudinal da traqueia e avaliar sua posição adequada. A localização ideal da ponta do tubo endotraqueal é 1 cm da carina na posição neutra. O tubo deve estar abaixo da cricoide e acima do anel traqueal supraesternal mais baixo que pode ser visualizado (Figura 3.4). É importante ter em mente que,

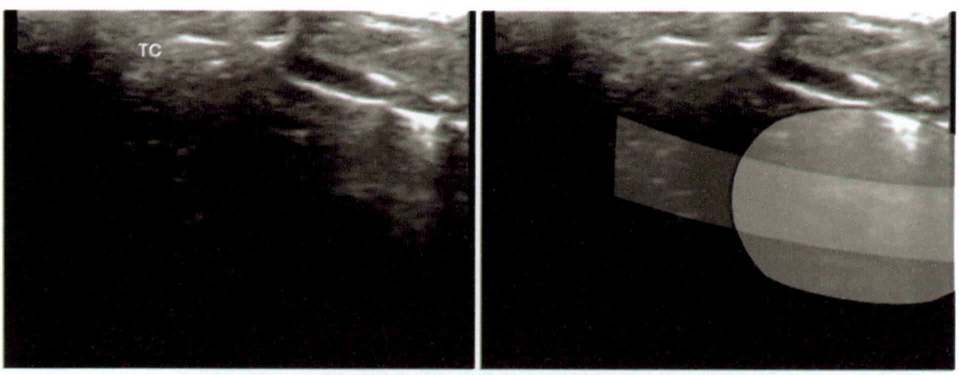

Figura 3.4. Tubo endotraqueal inflado no eixo longo. Visão do eixo longo ou visão longitudinal da traqueia enquanto o balão é insuflado. Ambas as imagens exibem as mesmas informações. A imagem à direita tem uma sobreposição de um tubo conforme o balão está sendo inflado, causando um deslocamento anterior das estruturas ósseas da traqueia e, nesse caso, da cricoide. Fonte: adaptada de Kim EJ, *et al.*[14]

devido aos diferentes tamanhos de tubos e fabricantes, é prudente verificar se há deslizamento pulmonar bilateral para confirmar se ambos os pulmões estão ventilando.[14]

Referências bibliográficas

1. Rotta AT, Steinhorn DM. Ventilação mecânica convencional em pediatria. J Pediatr. 2007;83(2):S100-8.
2. Musolino AM, Tomà P, De Rose C, Pitaro E, Boccuzzi E, De Santis R et al. Ten Years of Pediatric Lung Ultrasound: a Narrative Review. Front Physiol. 2022;12:721951.
3. Ashton-Cleary DT. Is thoracic ultrasound a viable alternative to conventional imaging in the critical care setting? Br J Anaesth. 2013;111(2):152-60.
4. Audette LD, Parent MC. BET 3: Bedside lung ultrasound for the diagnosis of pneumonia in children. Emerg Med J. 2016;33(8):589-92.
5. Raimondi F, Migliaro F, Sodano A, Ferrara T, Lama S, Vallone G et al. Use of neonatal chest ultrasound to predict noninvasive ventilation failure. Pediatrics. 2014;134(4):e1089-94.
6. Eltomey, M, Shehata A, Nassar M, Elmashad A. Can lung ultrasound assist in the decision of weaning mechanically ventilated neonates? Egyptian Journal of Radiology and Nuclear Medicine. 2019;50(1):1-7.
7. ık N, Çitlenbik H, Öztürk A, Yılmaz D, Duman M. Point of care diaphragm ultrasound: an objective tool to predict the severity of pneumonia and outcomes in children. Pediatr Pulmonol. 2021;56(6):1666-72.
8. Buonsenso D, Supino MC, Giglioni E, Battaglia M, Mesturino A, Scateni S et al. Point-of-care diaphragm ultrasound in infants with bronchiolitis: a prospective study. Pediatr Pulmonol. 2018;53(6):778-86.
9. Gravel CA, Neuman MI, Monuteaux MC, Neal JT, Miller AF, Bachur RG. Significance of Sonographic Subcentimeter, Subpleural Consolidations in Pediatric Patients Evaluated for Pneumonia. J Pediatr. 2022;243:193-9.
10. Rizvi MB, Rabiner JE. Pediatric Point-of-Care Lung Ultrasonography: a Narrative Review. West J Emerg Med. 2022;23(4):497-504.
11. Kerrey BT, Geis GL, Quinn AM, Hornung RW, Ruddy RM. A prospective comparison of diaphragmatic ultrasound and chest radiography to determine endotracheal tube position in a pediatric emergency department. Pediatrics. 2009;123(6):e1039-44.
12. Lichtenstein DA, Mauriat P. Lung ultrasound in the critically ill neonate. Curr Pediatr Rev. 2012;8(3):217-23.
13. Weaver B, Lyon M, Blaivas M. Confirmation of endotracheal tube placement after intubation using the ultrasound sliding lung sign. Acad Emerg Med. 2006;13:239-44.
14. Kim EJ, Kim SY, Kim WO, Kim H, Kil HK. Ultrasound measurement of subglottic diameter and an empirical formula for proper endotracheal tube fitting in children. Acta Anaesthesiol Scand. 2013;57(9):1124-30.

4

Ultrassonografia pulmonar

Haroldo Teófilo de Carvalho
Tiago Henrique de Souza
Luciana Gomes Portasio

Introdução

Nos últimos anos, a ultrassonografia pulmonar se tornou uma ferramenta obrigatória para o profissional que lida com pacientes graves. Por meio das imagens e dos artefatos produzidos pelas estruturas torácicas, é possível acompanhar a evolução de doenças pulmonares, assim como auxiliar no manejo da ventilação pulmonar mecânica. É uma das aplicações mais fáceis da ecografia, requerendo habilidades técnicas mínimas e equipamentos simples, e pode ser realizada em qualquer *scanner* 2D ou em aparelhos portáteis, com transdutores de frequências entre 1,6 MHz e 10 MHz, sem necessidade de um segundo harmônico ou de um modo de imagem Doppler.[1,2]

Durante a respiração, as membranas serosas parietal e visceral deslizam uma sobre a outra (sinal de deslizamento). A superfície normal do pulmão gera repetições isométricas horizontais da linha pleural, chamadas de linhas *A*, que indicam a presença fisiológica de ar dentro do pulmão (Figura 4.1). Em condições patológicas, ocorrem alterações nas impedâncias acústicas ou na densidade do tecido pulmonar e anormalidades pleurais, que podem ser detectadas por uma variedade de sinais, pontos e padrões artificiais pulmonares, à medida que essas linhas desaparecem (Vídeo 4.1).[2-4]

Material complementar

Vídeo 4.1 Observa-se o deslizamento das membranas serosas parietal e visceral, chamado sinal do deslizamento, assim como as linhas A, caracterizadas por repetições isométricas horizontais da linha pleural.		Escaneie o QR-CODE ou clique nele para acessar o material.	

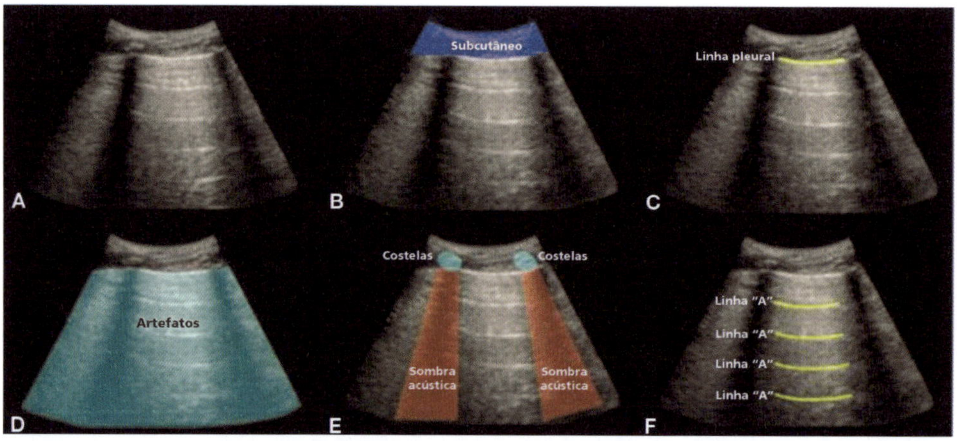

Figura 4.1. Imagem ultrassonográfica de um pulmão em condição fisiológica normal e dos artefatos gerados pelas estruturas (linhas A e sombra acústica das costelas). Fonte: Miglioranza MH.[4]

O conjunto de imagens ultrassonográficas consideradas úteis na avaliação pulmonar e na formulação de hipóteses foi definido em uma série de pelo menos dez sinais, apresentados a seguir (Quadro 4.1).[3,4]

Técnica para realização do exame[6,7]

Para realização do exame, sugerimos seguir este passo a passo:

- **Escolha do transdutor:** deve-se selecionar um transdutor linear de alta frequência (preferencialmente 5 MHz a 10 MHz), para garantir melhor resolução. Caso o paciente seja adolescente ou caso queira obter uma imagem mais profunda, pode-se trocar o transdutor linear por um convexo com frequência menor (3 MHz a 6 MHz) (Figura 4.2).
- **Desinfecção do transdutor:** desinfetar o probe antes e depois de examinar ajuda a evitar infecções relacionadas à assistência e contaminações cruzadas. Idealmente, usar água e sabão. Evitar usar soluções alcoólicas para limpeza.

Quadro 4.1. Sinais ultrassonográficos e significados clínicos correspondentes

Sinal encontrado	Definição	Significado
Linha A	Artefatos de reverberação horizontal aparecendo como isométricos e repetições paralelas da interface pleural visceral-parietal	Pulmão normal
Pulso pulmonar	Movimentos sincronizados com a atividade cardíaca	Atelectasia em caso de ausência de deslizamento do pulmão Descartar pneumotórax
Linhas B	Artefatos verticais decorrentes de deslizamento pleural estendendo-se para o campo distante, movendo-se em sincronia para o deslizamento do pulmão e apagando as linhas A	Relacionar com congestão e edema
Sinal da praia	Modo B: movimento para frente e para trás da linha pleural Modo M: padrão arenoso e granular decorrente do deslizamento	Pneumotórax
Estratosfera	Modo B: abolição do deslizamento do pulmão, sem linhas B Modo M: padrão de código de barras de tela inteira	Pneumotórax, aderência das pleuras, atelectasias
Ponto de pulmão	Ausência e presença alternadas de deslizamento pulmonar e sinal de código de barras	Pneumotórax
Sinais sinusoides	Modo B: formato anecoico delineado pelo deslizamento, sombra de costelas e linha pulmonar Modo M: movimento sinusoidal da linha pulmonar em direção ao deslizamento pleural na inspiração	Efusão pleural
Sinal de destruição	Imagem semelhante a tecido, com linha pulmonar fragmentada e irregular	Consolidação pulmonar
Linha E	Artefatos verticais decorrentes do tecido subcutâneo	Enfisema subcutâneo
Linha Z	Artefatos verticais mal definidos, desaparecendo no campo distante, sem apagar as linhas A	Desconhecido

Fonte: adaptado de Gargani L.[5]

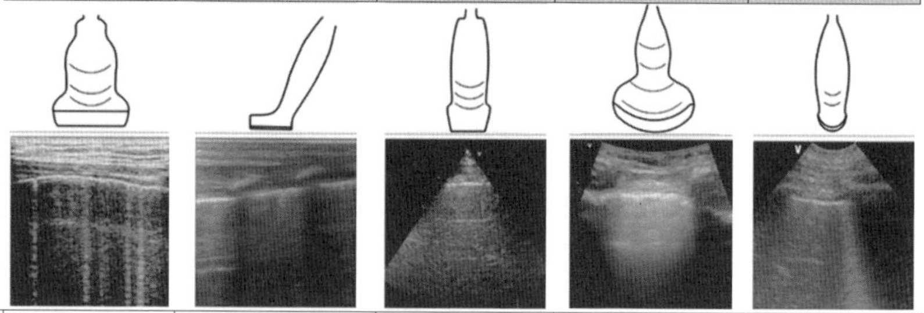

	Linear	Bastão de hockey	Feixe de fases	Convexo	Micro convexo
Frequência:	Alta	Muito alta	Baixa	Baixa	Ampla margem
Resolução superficial:	Alta	Muito alta	Baixa	Baixa	Moderada
Capacidade de penetração:	Baixa	Muito baixa	Alta	Alta	Alta
Melhor para:	Artefatos da pleura	Artefatos da pleura	Consolidações de derrames	Consolidações de derrames	Consolidações de derrames
Configurações preferidas:	Cuidados críticos	Cuidados críticos com neonatos	Doença crônica	Departamento de emergência	Cuidados críticos
Disponibilidade:	Frequente	Frequente em pediatria	Frequente	Frequente	Pouco frequente

Figura 4.2. Principais características dos transdutores ultrassonográficos mais comumente utilizados para avaliação pulmonar.
Fonte: adaptada de Mongodi S, *et al.*[19]

- **Escolha do preset de pulmão:** caso não haja *preset* pulmonar, selecionar o *preset* de partes moles. Em seguida, ajuste o botão de profundidade (*deep*) até visualização da linha pleural. Se possível, ajuste o foco para o nível da linha pleural e aumente o ganho. Ligue o botão harmônica até obter imagem brilhante da linha pleural.
- **Aplicação do gel:** aplique o gel previamente aquecido, evitando a formação de bolhas entre o transdutor e a superfície da pele.
- **Posicionamento do paciente:** para o escaneamento das áreas anteriores e laterais do tórax, recomenda-se colocar o paciente em decúbito dorsal horizontal. Quando viável, colocar o paciente na posição sentada, para escanear a parte posterior do tórax. É importante que a criança esteja calma e se sinta confortável durante o exame. Estimula-se usar recursos como exame no colo do cuidador e uso de chupetas ou de dispositivos que reproduzam desenhos animados, para que a criança permaneça calma. Caso a criança não se mostre colaborativa, avalie os riscos para a realização de sedação, podendo ser utilizadas medicações pela via intranasal, como midazolam ou dexmedetomidina, evitando a dor da obtenção do acesso venoso ou da administração intramuscular de medicações, se possível.
- **Divisão do tórax:** diversas técnicas são descritas para realização da ultrassonografia de tórax. Em lactentes, pré-escolares, escolares e adolescentes, tradicionalmente dividimos o tórax em até seis regiões torácicas, anteriores e posteriores. Já em neonatos, avaliamos três regiões – duas anteriores e uma lateral (Figura 4.3).

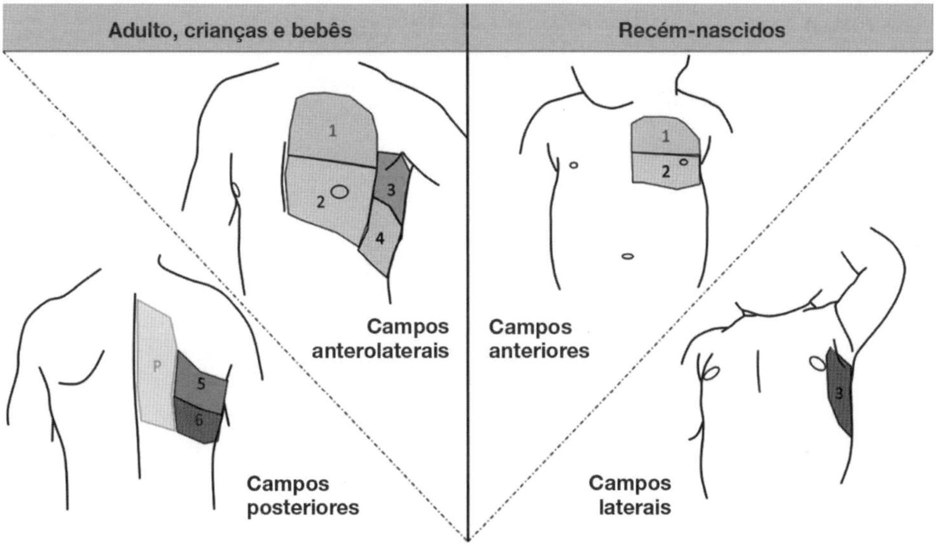

Figura 4.3. Em lactentes, pré-escolares, escolares e adolescentes, a avaliação pulmonar é realizada em seis regiões por hemitórax: regiões 1 e 2, regiões anteriores; regiões 3 e 4, regiões laterais; regiões 5 e 6, regiões posteriores. A região paravertebral (região P) não é acessível em pacientes em posição supina. Em neonatos, o exame pode ser limitado a três áreas por hemitórax: regiões 1 e 2, regiões anteriores; e região 3, região lateral. A extensão para campos posteriores pode ser considerada em situações específicas, como na síndrome do desconforto respiratório. Fonte: adaptada de Mongodi S, *et al.*[19]

Modos de escaneamento

- **Modo B:** é o modo de escaneamento mais importante e mais utilizado para obter as imagens pulmonares. A maioria das doenças pulmonares pode ser diagnosticada no modo B.
- **Modo M:** é geralmente usado para confirmar a presença de pneumotórax e fazer a diferenciação entre derrame pleural e espessamento pleural.
- **Color Doppler:** é geralmente utilizado nas grandes consolidações, para pesquisar o fluxo sanguíneo ou para diferenciar os brônquios dos vasos sanguíneos.

Não é recomendada a manipulação de pacientes com instabilidade hemodinâmica, respiratória ou neurológica. Nessas situações, indica-se restringir a avaliação do tórax posterior ao escaneamento da linha axilar posterior.

Avaliação específica das alterações pulmonares

Alterações intersticiais

Diversas patologias respiratórias cursam com alterações no interstício pulmonar. Entre as mais comuns na prática clínica estão as pneumonias intersticiais, o edema pulmonar cardiogênico, o edema pulmonar de origem inflamatória (p. ex., síndrome do desconforto respiratório agudo) e a fibrose pulmonar.

Nas alterações intersticiais, o feixe de ultrassom é refletido pelos septos interlobulares espessados, uma estrutura de baixa impedância cercada por ar com alta incompatibilidade acústica. Essa reflexão gera os chamados artefatos de reverberação hiperecoica entre os septos espessados e a pleura sobrejacente, definidos como "*lung comets*" (cometas pulmonares) ou linhas B (Figura 4.4).[7-10] A ultrassonografia pulmonar possui alta sensibilidade para detectar alterações intersticiais pulmonares, mas baixa especificidade, uma vez que os artefatos de linhas B ocorrem nas diversas condições clínicas que cursam com alterações do interstício pulmonar (Vídeo 4.2).

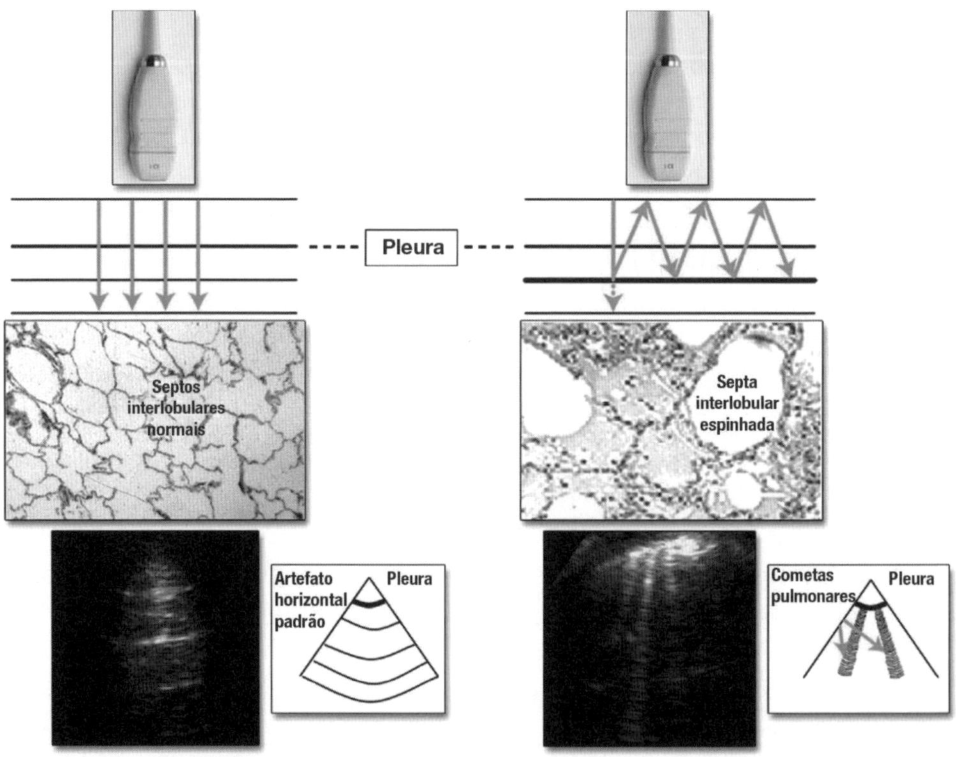

Figura 4.4. Pulmão normal e pulmão congesto, no qual é possível evidenciar a presença de cometas pulmonares ou "*lung comets*". Fonte: Ricci F, *et al.*[1]

Material complementar

Vídeo 4.2 **Artefatos de reverberação hiperecoicos entre septos espessados e a pleura sobrejacente, definidos como "*lung comets*", cometas pulmonares, ou linhas B.**		Escaneie o QR-CODE ou clique nele para acessar o material.	

As linhas B são artefatos hiperecoicos verticais, discretos, semelhantes a *laser*, que surgem da linha pleural e se estendem até a parte inferior da tela, sem desbotamento, apagando as linhas A e movendo-se em conjunto com pulmão deslizante. A presença e a confluência das linhas B define uma "quebra do espelho" refletor pleural, com o número de linhas B aumentando juntamente à redução do conteúdo de ar (Figura 4.5).[5,8-10] A presença de múltiplas linhas B difusas e bilaterais define a ocorrência de síndrome intersticial pulmonar, frequentemente presente em pacientes com edema pulmonar, pneumonia intersticial e fibrose pulmonar.

Dois tipos de linhas B são descritos: cometas septais e cometas em aspecto de vidro fosco. Os septais estão espalhados e representam, provavelmente, septos interlobulares subpleurais reverberantes, espessados, de

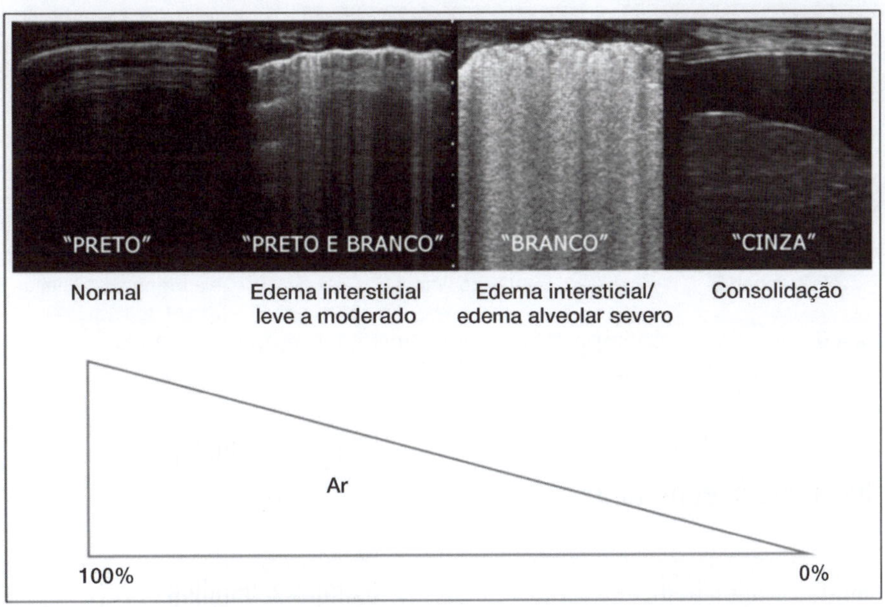

Figura 4.5. Relação entre a quantidade de ar no parênquima pulmonar e a imagem ultrassonográfica obtida. Fonte: Gargani L.[5]

alta impedância, normalmente distribuídos a cerca de 7 mm de distância, que é aproximadamente a distância entre as origens desses cometas na linha pleural. São o equivalente ultrassonográfico das linhas B radiológicas de Kerley. Já os cometas em aspecto de vidro fosco são confluentes, com um espaçamento de 3 mm. São representativos de "inundação alveolar", expressão de uma forma mais grave das síndromes pulmonares intersticiais, com amplo envolvimento de septos interlobulares e interalveolares. Nos últimos anos, o uso da ultrassonografia de tórax para detectar hiperfluxo e congestão pulmonar tem recebido atenção crescente, com acurácia semelhante à radiografia de tórax para esse fim.[4,5,8-9]

Na maioria dos exames, as linhas B podem facilmente ser identificadas e enumeradas, especialmente se forem poucas. Entretanto, quando são mais numerosas, tendem a ser confluentes, dificultando a contagem (Figura 4.6).[5]

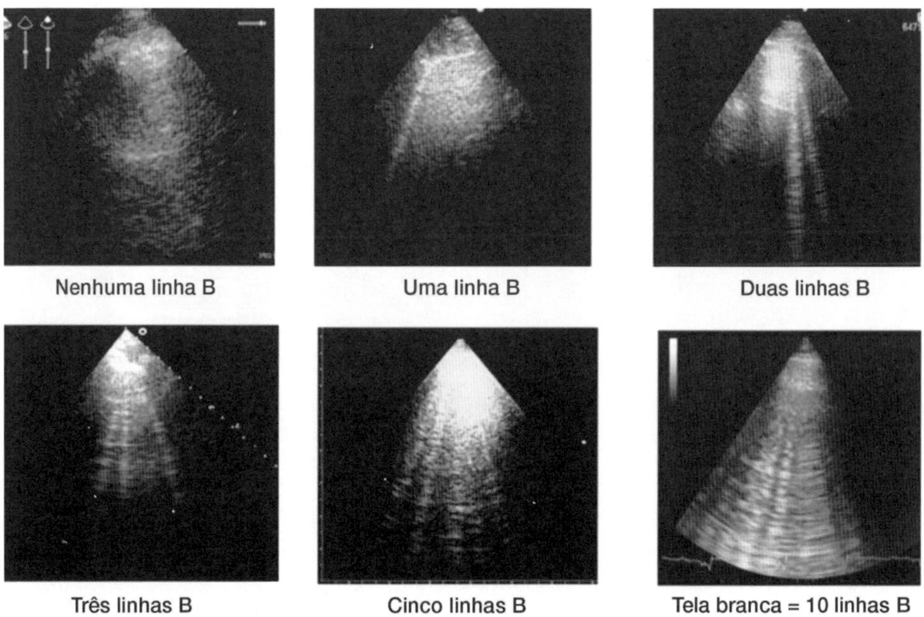

Figura 4.6. Ultrassonografia pulmonar mostrando números de linhas B.
Fonte: adaptada de Gargani L.[5]

Avaliação do pneumotórax

O pneumotórax é resultado do colapso pulmonar secundário à perda de pressão negativa entre as pleuras visceral e parietal. Clinicamente, manifesta-se com dor pleurítica, dispneia e ausência de sons pulmonares no segmento afetado.[11-13]

Um dos principais sinais pulmonares avaliados à beira-leito é o deslizamento pleural, também conhecido como "*lung sliding*", visualizado a partir da identificação da linha pleural. A resolução da imagem ultrassonográfica não permite distinção entre a pleura visceral e a pleura parietal, sendo o deslizamento um sinal indireto da aderência entre essas duas membranas. Quando o ar ocupa esse espaço, o movimento desaparece e passa a não ser detectado pelo ultrassom. Nesse caso, a pleura parietal ainda pode ser visualizada, mas não se move. A imobilidade da linha pleural pode ser confirmada no modo M, com o aparecimento do "sinal do código de barras" ou "sinal da estratosfera" (Figura 4.7). Como existe ar abaixo da pleura parietal, há reverberação da onda ultrassonográfica, produzindo as linhas A.[14]

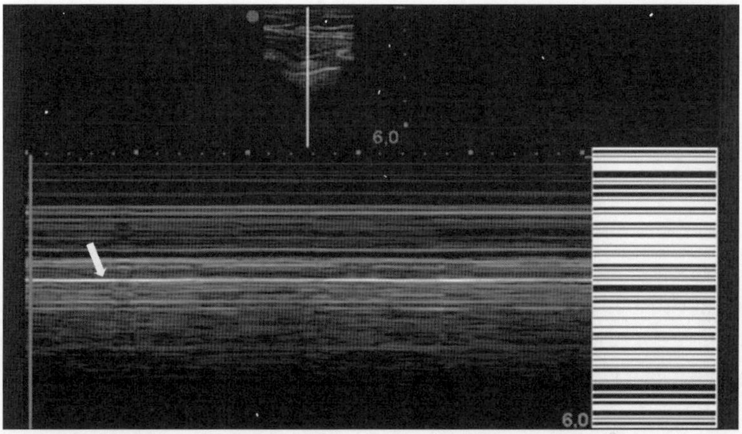

Figura 4.7. Pneumotórax. No modo M, verifica-se o "sinal da estratosfera" ou "sinal do código de barras", que indica ausência de deslizamento pleural. Fonte: adaptada de Oliveira RR, *et al.*[20]

É preciso ter cautela, no entanto, pois a ausência desse deslizamento, observado durante o ciclo respiratório, tanto no sentido transversal, quanto no sentido longitudinal dos arcos costais, também permite suspeitar de situações clínicas como atelectasias, aderências, apneia, síndrome do desconforto respiratório agudo pediátrica e intubação seletiva.

Nessas situações, a ausência do deslizamento é acompanhada de uma movimentação vertical da linha pleural, sincrônica ao ritmo cardíaco, chamado "*lung pulse*". Esse sinal é fruto da transmissão das batidas do coração sobre o pulmão imóvel e consolidado, podendo ocorrer também em apneia voluntária ou induzida por bloqueio neuromuscular.[8,13]

A diferenciação entre pneumotórax e outras condições que cursam com ausência de movimentos pleurais pode ser feita pela ausência de visualização do "*lung pulse*". Portanto, sua visualização exclui a hipótese de pneumotórax (Figura 4.8).

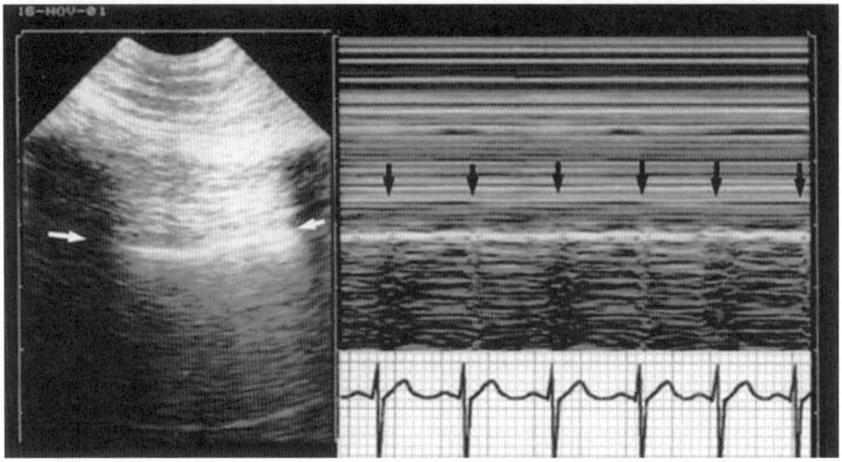

Figura 4.8. À esquerda, observa-se o aspecto estático das pleuras. À direita, no modo M, as *setas* demonstram os "*bips*" cardíacos, cuja frequência coincide com os batimentos cardíacos. Fonte: adaptada de Lichtenstein DA, *et al.*[21]

A terceira característica é a ausência de linhas B. Esse artefato, como dito anteriormente, é resultado de múltiplas reflexões do feixe de ultrassom entre elementos com impedâncias acústicas opostas, como o ar alveolar e o fluido dos septos interlobulares. Dessa maneira, a visualização de linhas B, mesmo isoladas, é uma demonstração segura da aderência entre as duas membranas pleurais. A visualização de uma linha B exclui o diagnóstico de pneumotórax, com uma taxa de verdadeiro-negativo de 100%. Obviamente, a ausência das linhas B não é um indicador forte de pneumotórax.[15]

Diferentemente dos sinais relatados anteriormente, a presença do "*lung point*" confirma a presença de pneumotórax com 100% de especificidade. Esse sinal corresponde à área em que o pulmão volta a ter contato com a pleura parietal. Sabendo-se que o ar se acumula preferencialmente nas partes anterior e inferior do tórax do paciente em posição supina, o "*lung point*" é geralmente identificado deslizando-se o transdutor inferior e lateralmente. Quanto mais lateral na parede torácica, maior a extensão do pneumotórax.[16]

Avaliação dos processos pneumônicos

Pneumonia é uma palavra grega que significa "inflamação dos pulmões". Trata-se de doença do trato respiratório inferior geralmente causada por um agente infeccioso (raramente por agentes não infecciosos), que resulta em inflamação dos tecidos de um ou de ambos os pulmões e que traduz uma resposta do hospedeiro ao agente agressor.[15,16]

Frequentemente, a ultrassonografia tem sido usada na avaliação das pneumonias e até na diferenciação etiológica. Nas infecções virais, o padrão ultrassonográfico é marcado pela presença de consolidações subpleurais pequenas, geralmente menores de um centímetro, enquanto, nas infecções bacterianas, apresenta consolidações maiores. Contudo, não é incomum que pacientes com pneumonias virais compartilhem de achados ultrassonográficos presentes em infecções bacterianas e vice-versa (Figura 4.9). Assim, a ultrassonografia não deve ser utilizada isoladamente no estabelecimento da etiologia de pneumonias em crianças.[16]

A consolidação alveolar é uma condição de grande acúmulo de líquido no espaço alveolar, com concomitante perda da aeração. Quando pequena, pode não ser detectada pela radiologia convencional. Quando o ar próximo à pleura é substituído por fluido e não há mais estruturas aeradas entre o processo patológico e o transdutor, a consolidação pode ser visualizada em até 95% dos pacientes (Vídeo 4.3).[16,17]

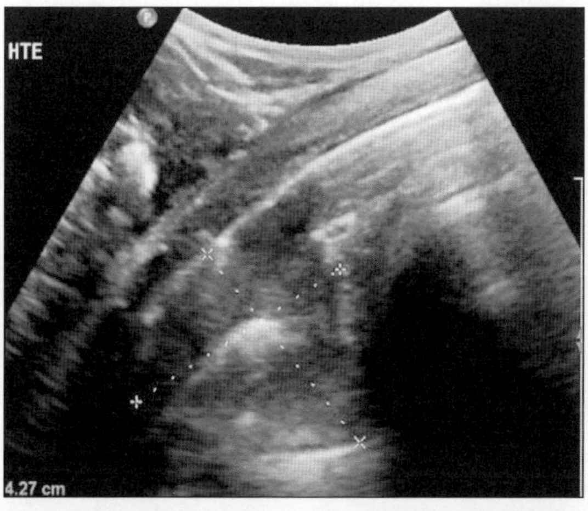

Figura 4.9. Corte ultrassonográfico do hemitórax esquerdo, evidenciando consolidação subpleural. O aspecto ecogênico de um processo consolidativo assemelha-se à textura hepática – "hepatização pulmonar". A presença de aerobroncogramas corrobora a consolidação, distinguindo-se da atelectasia pulmonar. Fonte: adaptada de Oliveira RR, *et al.*[20]

Material complementar

Vídeo 4.3 **Corte ultrassonográfico evidenciando consolidação subpleural, assemelhando-se à textura hepática ("hepatização pulmonar").**		Escaneie o QR-CODE ou clique nele para acessar o material.	

A especificidade desse achado é limitada, devendo a distinção entre pneumonia, neoplasia de pulmão, atelectasia, infarto pulmonar e contusão pulmonar ser feita por meio de outros achados. O formato e as margens da consolidação por pneumonia são muito mais irregulares que os encontrados nas neoplasias e no infarto pulmonar. A textura das consolidações também é menos homogênea que a apresentada nas demais lesões.[17]

Os broncogramas aéreos e fluidos são os sinais mais importantes para diferenciar a pneumonia de outras causas de consolidação. Eles surgem a partir da inclusão de ar ou fluidos na árvore brônquica, confinados a uma área consolidada. O sinal do "*lung pulse*" também é comum em áreas não ventiladas e pode ser encontrado em grandes consolidações. Também podem estar presentes os derrames pleurais, a depender da gravidade do processo infeccioso.[17,18]

As linhas B podem estar presentes nas pneumonias virais, apresentando-se geralmente em sua forma confluente, bilateralmente, imitando padrão de edema pulmonar. Já nas pneumonias bacterianas, aparecem margeando as áreas consolidadas, sinalizando aumento do fluido no interstício. Além disso, as linhas B podem ser um sinal indireto de uma área vizinha consolidada.[17,18]

Já na bronquiolite viral aguda, outra doença do trato respiratório inferior comum na infância, o padrão ultrassonográfico é semelhante ao das pneumonias virais, com consolidações pleurais menores de um centímetro e linhas B que aumentam em quantidade conforme a gravidade do acometimento pulmonar.[18]

Atualmente, há vários estudos que correlacionam a localização e a quantidade de linhas B, consolidações subpleurais e anormalidades de linha pleural com escores clínicos preditores de gravidade da doença e de desfechos, como a necessidade de oxigênio e a necessidade de internação em unidade de terapia intensiva pediátrica.[18]

É importante lembrar que as atelectasias podem ter padrão ultrassonográfico semelhante à pneumonia, com consolidações e broncogramas. Em pacientes que se apresentam com sinais sugestivos de obstrução de vias aéreas (dispneia aguda sem febre ou queda do estado geral), pacientes com comprometimento neuromuscular atingindo a musculatura respiratória e pacientes com alterações na produção de muco, como fibrose cística e discinesia ciliar primária, é importante pensar na atelectasia como causa da insuficiência respiratória.[15,16]

Referências bibliográficas

1. Ricci F, Aquilani R, Radico F, Bianco F, Dipace GG, Miniero E et al. Role and importance of ultrasound lung comets in acute cardiac care. European Heart J Acute Cardiovasc Care. 2015;4(2):103-12.
2. Lichtenstein DA, Mauriat P. Lung ultrasound in the critically ill neonate. Curr Pediatr Rev. 2012;8(3):217-23.
3. Soldati G. Sonographic findings in pulmonary diseases. Radiol Med. 2006;111(4):507-15.

4. Miglioranza MH. Ultrassonografia pulmonar na predição de eventos adversos em pacientes ambulatoriais com insuficiência cardíaca moderada a grave. 2015. Tese (Doutorado em Ciências da Saúde) – Instituto de Cardiologia do Rio Grande do Sul, Fundação Universitária de Cardiologia, Porto Alegre; 2015.
5. Gargani L. Lung ultrasound: A new tool for the cardiologist. Cardiovasc Ultrasound. 2011;9:6.
6. Volpicelli G, Mussa A, Garofalo G, Cardinale L, Casoli G, Perotto F et al. Bedside lung ultrasound in the assessment of alveolar-interstitial syndrome. Am J Emerg Med. 2006;24(6):689-96.
7. Shochat M, Shotan A, Trachtengerts V, Blondheim DS, Kazatsker M, Gurovich V et al. A novel radiological score to assess lung fluid content during evolving acute heart failure in the course of acute myocardial infarction. Acute Card Care. 2011;13(2):81-6.
8. Sargsyan AE, Hamilton DR, Jones JA, Melton S, Whitson PA, Kirkpatrick AW et al. FAST at MACH 20: clinical ultrassound aboard the International Space Station. J Trauma. 2005;58(1):35-9.
9. Picano E, Frassi F, Agricola E, Gligorova S, Gargani G, Mottola G. Ultrasound lung comets: a clinically useful sign of extravascular lung water. J Am Soc Echocardiogr. 2006;19(3):356-63.
10. Mallamaci F, Benedetto FA, Tripepi R, Rastelli S, Castellino P, Tripepi G et al. Detection of Pulmonary Congestion by Chest Ultrasound in Dialysis Patients. JACC Cardiovasc Imaging. 2010;3(6):586-94.
11. Jambrik Z, Monti S, Coppola V, Agricola E, Mottola G, Miniati M et al. Usefulness of ultrasound lung comets as a nonradiologic sign of extravascular lung water. Am J Cardiol. 2004;93(10):1265-70.
12. Frassi F, Gargani L, Gligorova S, Ciampi Q, Mottola G, Picano E. Clinical and echocardiographic determinants of ultrasound lung comets. Eur J Echocardiogr. 2007;8(6):474-9.
13. Liu J, Copetti R, Sorantin E, Lovrenski J, Rodriguez-Fanjul J, Kurepa D et al. Protocol and Guidelines for Point-of-Care Lung Ultrasound in Diagnosing Neonatal Pulmonary Diseases Based on International Expert Consensus. J Vis Exp. 2019;145.
14. Bhoil R, Ahluwalia A, Chopra R, Surya M, Bhoil S. Signs and lines in lung ultrasound. J Ultrason. 2021;21(86):e225-33.
15. Volpicelli G. Sonographic diagnosis of pneumothorax. Intensive Care Med. 2011;37(2):224-32.
16. Lichtenstein D, Mezière G, Biderman P, Gepner A. The "lung point": an ultrasound sign specific to pneumothorax. Intensive Care Med. 2000;26(10):1434-40.
17. Najgrodzka P, Buda N, Zamojska A, Marciniewicz E. Lung Ultrasonography in the Diagnosis of Pneumonia in Children-A Meta-analysis and a Review of Pediatric Lung Imaging. Ultrasound Q. 2019;35(2):157-63.
18. La Regina DP, Bloise S, Pepino D, Iovine E, Laudisa M, Cristiani L et al. Lung ultrasound in bronchiolitis. Pediatr Pulmonol. 2021;56(1):234-9.
19. Mongodi S, De Luca D, Colombo A, Stella A, Santangelo E, Corradi F et al. Quantitative Lung Ultrasound: Technical Aspects and Clinical Applications. Anesthesiology. 2021;134(6):949-65.
20. Oliveira RR, Rodrigues TP, Silva PSD, Gomes AC, Chammas MC. Ultrassonografia pulmonar: uma ferramenta adicional na COVID-19. Radiol Bras. 2020;53(4):241-51.
21. Lichtenstein DA, Lascols N, Prin S, Mezière G. The "lung pulse": an early ultrasound sign of complete atelectasis. Intensive Care Med. 2003;29(12):2187-92.

5

Ultrassom na avaliação da responsividade a fluidos

José Roberto Fioretto
Tiago Henrique de Souza
Rossano Cesar Bonatto

Introdução

A infusão rápida de fluidos endovenosos é uma das terapêuticas mais empregadas no setor de emergência e cuidados intensivos para estabilização hemodinâmica do paciente com choque. Contudo, somente cerca de metade dos pacientes submetidos a expansões volêmicas vão se beneficiar desse tratamento.[1] A outra metade poderá sofrer graves efeitos adversos relacionados ao acúmulo de fluidos, como maior tempo de internação, duração de ventilação mecânica, maiores disfunções orgânicas (especialmente insuficiência renal aguda) e maior mortalidade.[2] Esses dados mostram que a avaliação clínica convencional é limitada para identificar pacientes fluidorresponsivos e que, sempre que possível, métodos mais acurados devem ser utilizados para predizer os efeitos cardiovasculares da expansão volêmica.

O efeito esperado após a infusão rápida de fluidos é o aumento significativo do volume sistólico (VS), que pode ou não ser acompanhado do aumento da pressão arterial (PA).[3,4] Embora a PA seja um parâmetro hemodinâmico essencial, ela não deve ser utilizada isoladamente para determinar a fluidorresponsividade, uma vez que não existe correlação entre mudanças da PA e do VS após a expansão volêmica.[3-5] Para que a infusão de fluidos leve ao aumento da pressão arterial, é necessário que ocorra aumento do retorno venoso e aumento do volume sistólico, bem como que o tônus vascular arterial permaneça inalterado. Contudo, já foi demonstrado que a expansão volêmica pode causar redução do tônus arterial, levando à redução da PA.[3,4] Nessas situações, o uso de fármacos vasopressores é a terapêutica mais adequada. As dificuldades na aferição do volume sistólico (e, consequentemente, do débito cardíaco) podem ser os maiores responsáveis pela avaliação equivocada da resposta a fluidos.

A ultrassonografia *point-of-care* permite a avaliação da fluido-responsividade de modo rápido e acurado. Sua natureza não invasiva torna esse método ideal para uso em crianças, especialmente lactentes. Entre os métodos disponíveis, destacaremos a variação do pico de velocidade do fluxo sanguíneo aórtico (ΔV_{peak}) e a variação respiratória da veia cava inferior (ΔVCI).

Determinando a resposta à expansão volêmica

Como dito anteriormente, o efeito esperado com a infusão rápida de fluidos endovenosos é o aumento do VS. Assim, realizar a mensuração do VS antes e depois da infusão de fluidos permite estabelecer se houve benefício com a terapêutica empregada. De modo geral, a resposta à expansão volêmica é considerada positiva quando ocorre um aumento de 15% no VS determinado pela ecocardiografia transtorácica.[6] Para isso, o exame ecocardiográfico é realizado na janela apical 5-câmaras, sendo utilizado o Doppler pulsado com o volume da amostra posicionado na via de saída do ventrículo esquerdo. A distância percorrida pelo sangue no batimento cardíaco é determinada pela integral da curva velocidade-tempo (*velocity-time integral*, VTI) do fluxo sanguíneo aórtico. O VTI pode ser obtido pelo contorno manual ou automático da curva obtida pelo Doppler pulsado. Por fim, o VTI deve ser multiplicado pela área da valva aórtica (via de saída do ventrículo esquerdo), cujo diâmetro pode ser mensurado na janela paraesternal no eixo longo.

O VS pode ser calculado a partir da seguinte equação:

$$VS = \pi \times \left(\frac{DVSVE}{2}\right)^2 \times VTI$$

VS = volume sistólico;
DVSVE = diâmetro da via de saída do ventrículo esquerdo;
VTI = integral da curva velocidade-tempo do fluxo aórtico.

Preditores ultrassonográficos de fluido-responsividade

Uma metanálise recente, realizada por pesquisadores da Unicamp, identificou 12 variáveis ultrassonográficas preditoras de fluido-responsividade.[6] A variável mais estudada e mais acurada foi a ΔV_{peak}. Embora a ΔVCI seja uma variável ultrassonográfica muito popular, utilizada frequentemente na emergência e terapia intensiva, sua acurácia foi inferior ao ΔV_{peak}. Enquanto a ΔVCI apresentou sensibilidade de 79% e especificidade de 70%, a ΔV_{peak} mostrou sensibilidade e especificidade de 84% e 82%, respectivamente.

É importante salientar que tanto a ΔV_{peak} quanto a ΔVCI são preditores dinâmicos de fluido-responsividade, ou seja, baseiam-se nas variações do retorno venoso e do volume sistólico que ocorrem durante o ciclo respiratório (interações cardiopulmonares). Assim, devem ser aplicados às situações clínicas semelhantes às da população avaliada nos estudos. Idealmente, o paciente deve estar em ventilação mecânica invasiva, com respiração controlada, volume corrente de 8 mL/kg a 10 mL/kg e pressão expiratória final positiva de 5 cm H_2O a 6 cm H_2O. Não existe evidência que respalde o uso desses preditores em pacientes em respiração espontânea. O único estudo incluído na metanálise que avaliou o uso da ΔVCI em pacientes que respiravam espontaneamente apresentou sensibilidade de 44% e especificidade de 33%.[7]

Variação do pico de velocidade do fluxo sanguíneo aórtico (ΔV_{peak})

A ΔV_{peak} é obtida por Doppler pulsado, com volume da amostra posicionado na via de saída do ventrículo esquerdo, de modo semelhante ao realizado para mensuração do volume sistólico. É preciso realizar o registro das velocidades durante um ciclo respiratório completo, uma vez que as velocidades máximas do fluxo sanguíneo na inspiração e na expiração serão utilizadas para o cálculo da ΔV_{peak} (Figura 5.1). A fórmula que determina a ΔV_{peak} é a seguinte:

$$\Delta V_{peak}(\%) = \frac{(V_{máx} - V_{mín})}{\frac{(V_{máx} + V_{mín})}{2}} \times 100$$

ΔV_{peak} = variabilidade respiratória do pico de velocidade do fluxo aórtico;
$V_{máx}$ = valor do maior pico de velocidade;
$V_{mín}$ = valor do menor pico de velocidade.

Pacientes fluido-responsivos em ventilação mecânica invasiva apresentam redução significativa do retorno venoso durante a inspiração, levando a grande variabilidade respiratória do pico de velocidade do fluxo aórtico. De modo contrário, pacientes não responsivos à infusão de fluidos apresentam valores reduzidos de ΔV_{peak}. Um estudo realizado na UTI pediátrica do HC-Unicamp observou que pacientes com ΔV_{peak} > 18,2% apresentaram aumento significativo do VS após receberem expansão volêmica, com sensibilidade e especificidade de 91,7% e 88,9%, respectivamente.[8] O melhor ponto de corte para o ΔV_{peak} variou nos estudos entre 10% e 20%.[6]

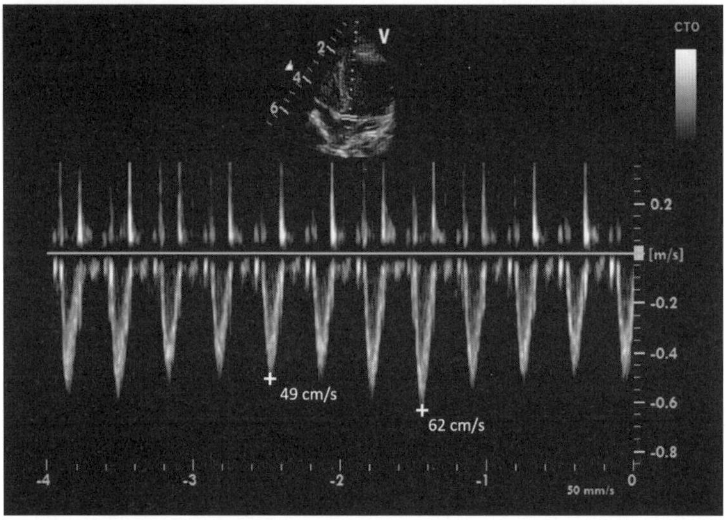

Figura 5.1. Registro das velocidades máximas e mínimas do fluxo sanguíneo aórtico para o cálculo da ΔV_{peak}. Na figura, o paciente apresenta ΔV_{peak} de 23%. Fonte: acervo pessoal dos autores.

Embora seja um método acurado para avaliação da fluido-responsividade em crianças, a ΔV_{peak} apresenta algumas limitações importantes, que precisam ser consideradas. Além de não haver evidência que respalde seu uso com pacientes em respiração espontânea, o uso de volumes correntes baixos utilizados nas estratégias ventilatórias protetoras podem comprometer a acurácia do método. Além disso, o uso de altas pressões positivas podem prejudicar a obtenção de janelas ecocardiográficas adequadas para a avaliação. Nessa situação, o uso da janela subcostal pode ser uma alternativa, especialmente em lactentes. Por fim, a mão do operador deve permanecer imóvel durante todo o ciclo respiratório, mas os próprios movimentos respiratórios podem interferir no registro das velocidades. A fim de superar essas limitações, pesquisadores da Unicamp observaram que a variação respiratória do fluxo sanguíneo na artéria carótida foi um método preditor acurado.

Variação respiratória da veia cava inferior (ΔVCI)

A avaliação ultrassonográfica da veia cava inferior pode ser realizada com o transdutor cardíaco ou com o transdutor convexo. A imagem longitudinal do vaso é obtida por meio da janela subcostal, com o marcador voltado para a região cefálica e o transdutor direcionado para a coluna, ligeiramente angulado para a direita do paciente (Figura 5.2). Como a pressão positiva dificulta o retorno venoso, pacientes em ventilação mecânica podem apresentar aumento do diâmetro da veia cava durante a inspiração. A magnitude dessa variação dos diâmetros está relacionada com a probabilidade de

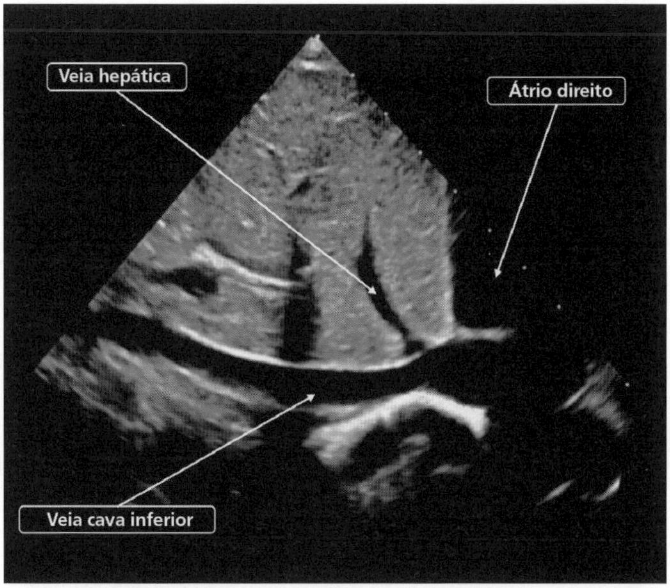

Figura 5.2. Imagem ultrassonográfica da veia cava inferior no plano longitudinal. Fonte: acervo pessoal dos autores.

resposta à expansão volêmica. Como dito anteriormente, não existe atualmente evidência que respalde o uso da veia cava como método preditor de fluido-responsividade com crianças em respiração espontânea. Ainda que esteja em ventilação mecânica invasiva, é preciso que o paciente esteja com respiração controlada, uma vez que esforços respiratórios podem levar ao colapso da veia cava mesmo em pacientes hipervolêmicos.

A maioria dos autores realiza a aferição dos diâmetros da veia cava inferior utilizando o modo M, posicionado 1 cm a 2 cm distalmente à veia hepática (Figura 5.3). Porém, esse método pode não ser o mais adequado, uma vez que pode sofrer influência significativa do deslocamento respiratório longitudinal da veia cava.[9] Além disso, os diâmetros reduzidos do vaso em lactentes podem levar a erros substanciais nas medidas. Assim, é preciso ter cuidado para utilizar a ΔVCI em pediatria. Sugere-se que sejam realizadas, pelo menos, três aferições e utilizar a média dos valores.

São descritas três fórmulas para o cálculo da ΔVCI:

- **Índice de variabilidade respiratória da VCI:** denota a porcentagem de redução do diâmetro da VCI em relação a seu diâmetro médio.

$$\text{Índice de variabilidade respiratória } (\%) = \frac{(\text{Diâmetro máximo} - \text{Diâmetro mínimo})}{\left(\dfrac{\text{Diâmetro máximo} - \text{Diâmetro mínimo}}{2}\right)} \times 100$$

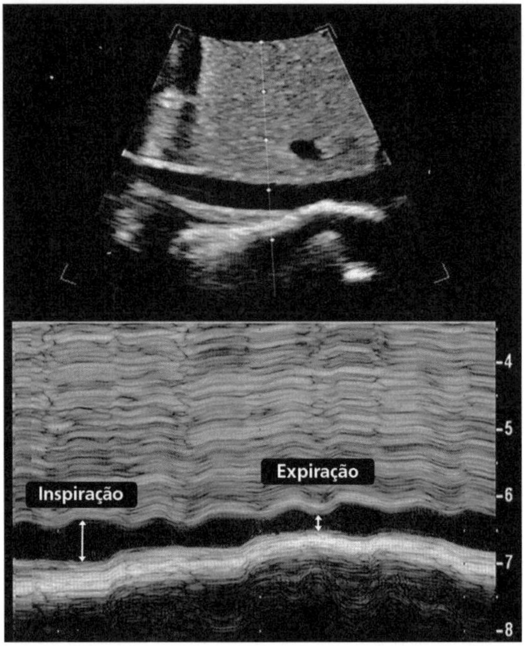

Figura 5.3. Aferição dos diâmetros da veia cava inferior na inspiração e na expiração. Fonte: acervo pessoal dos autores.

- **Índice de distensibilidade da VCI:** denota a porcentagem de aumento do diâmetro da VCI em relação a seu menor diâmetro.

$$\text{Índice de distensibilidade}(\%) = \frac{(\text{Diâmetro máximo} - \text{Diâmetro mínimo})}{\text{Diâmetro mínimo}} \times 100$$

- **Índice de colapsibilidade da VCI:** denota a porcentagem de redução do diâmetro da VCI em relação a seu maior diâmetro.

$$\text{Índice de colapsibilidade} = \frac{(\text{Diâmetro máximo} - \text{Diâmetro mínimo})}{\text{Diâmetro máximo}} \times 100$$

Entre as três fórmulas, o índice de distensibilidade da veia cava é o que possui melhores evidências para o uso em pediatria. O melhor ponto de corte encontrado pelos autores variou entre 15% e 28,5%.

Considerações finais

A ultrassonografia *point-of-care* permite a avaliação acurada da fluidorresponsividade em crianças em ventilação mecânica invasiva. Devido à falta de estudos, sua aplicação em pacientes que respiram espontaneamente deve ser feita com cautela.

Referências bibliográficas

1. Gan H, Canneson M, Chandler JR, Ansermino JM. Predicting fluid responsiveness in children: a systematic review. Anesth Analg. 2013;117(6):1380-92.
2. Alobaidi R, Morgan C, Basu RK, Stenson E, Featherstone R, Majumdar SR et al. Association between Fluid Balance and Outcomes in Critically Ill Children: A Systematic Review and Meta-analysis. JAMA Pediatr. 2018;172(3):257-68.
3. Ranjit S, Natraj R, Kissoon N, Thiagarajan R, Ramakrishnan B, García MIM. Variability in the Physiologic Response to Fluid Bolus in Pediatric Patients Following Cardiac Surgery. Crit Care Med. 2020;48(11):e1062-70.
4. Ranjit S, Natraj R, Kissoon N, Thiagarajan R, Ramakrishnan B, García MIM. Variability in the Hemodynamic Response to Fluid Bolus in Pediatric Septic Shock. Pediatr Crit Care Med. 2021;22(8):e448-58.
5. Campos NB, Lima LB, Ferraz IS, Nogueira RJN, Brandão MB, Souza TH. Accuracy of Respiratory Variation in Inferior Vena Cava Diameter to Predict Fluid Responsiveness in Children under Mechanical Ventilation. Pediatr Cardiol. 2023.
6. Carioca FL, Souza FM, Souza TB, Rubio AJ, Brandão MB, Nogueira RJN. Point-of-care ultrasonography to predict fluid responsiveness in children: a systematic review and meta-analysis. Paediatr Anaesth. 2023;33(1):24-37.
7. Si X, Xu H, Liu Z, Wu J, Cao D, Chen J, Chen M. Does Respiratory Variation in Inferior Vena Cava Diameter Predict Fluid Responsiveness in Mechanically Ventilated Patients? A Systematic Review and Meta-analysis. Anesth Analg. 2018;127(5):1157-64.
8. Souza TB, Rubio AJ, Carioca FL, Ferraz IS, Brandão MB, Nogueira RJN et al. Carotid doppler ultrasonography as a method to predict fluid responsiveness in mechanically ventilated children. Paediatr Anaesth. 2022;32(9):1038-46.
9. Souza TH, Giatti MP, Nogueira RJN, Pereira RM, Soub ACS, Brandão MB. Inferior Vena Cava Ultrasound in Children: Comparing two Common Assessment Methods. Pediatr Crit Care Med. 2020;21(4):e186-91.

6

Ultrassom na avaliação da função cardíaca

Rossano Cesar Bonatto
Fábio Joly Campos
Juliana Rodrigues Ortiz

Introdução

A ecocardiografia à beira-leito tem sido usada de forma cada vez mais frequente nas unidades de urgência/emergência e terapia intensiva, tratando-se de importante recurso para avaliação hemodinâmica, além de ser exame rápido, seguro e não invasivo. Essa avaliação é particularmente importante na criança em que observamos grande variação de resposta hemodinâmica em situações graves, como no choque séptico. Sabemos que, nessas situações críticas, nem sempre é fácil identificar qual é o melhor caminho a ser tomado na condução do paciente, que fármaco vasoativo utilizar ou otimizar e se há necessidade de receber volume. Com o US, podemos definir estado volêmico (ver capítulo 5 – Ultrassom na avaliação da resposividade a fluidos), função ventricular esquerda e/ou direita e pericárdio, identificando ou excluindo choque obstrutivo por derrame pericárdico.

Transdutores

Os transdutores mais adequados são os transdutores de fase (cardíacos), podendo ser excepcionalmente utilizados transdutores curvilíneos, principalmente para avaliar o pericárdio. Os transdutores de maior frequência mostram imagens com melhor definição, mas alcançam menor profundidade. Portanto, devem ser utilizados transdutores com frequência maior que 5 MHz para lactentes e entre 2 MHz e 5 MHz para crianças maiores e adolescentes.

Janelas ultrassonográficas utilizadas

- **Janela paraesternal:** são utilizados dois "cortes" na janela paraesternal – o corte paraesternal de eixo longo e o corte paraesternal de eixo curto.
- **Paraesternal de eixo longo:** mostra a imagem cardíaca longitudinalmente. O transdutor é ajustado no terceiro ou no quarto espaço intercostal esquerdo, perpendicularmente à coluna vertebral, com o marcador do transdutor voltado para o ombro direito do paciente (Figura 6.1). Esse corte possibilita avaliar qualitativamente a contratilidade do ventrículo esquerdo e aferir a porcentagem do encurtamento sistólico e a fração de ejeção do ventrículo esquerdo pelos métodos do cubo ou de Teichholz (Figura 6.2). Também possibilita medir a via de saída do ventrículo esquerdo que será utilizada na medida do débito cardíaco (Figura 6.3).

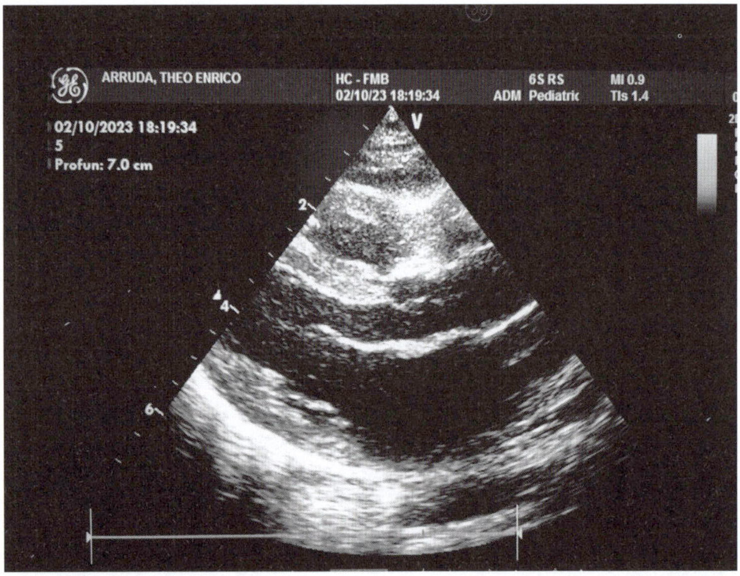

Figura 6.1. Corte paraesternal de eixo longo com imagem cardíaca longitudinal. Fonte: acervo pessoal dos autores.

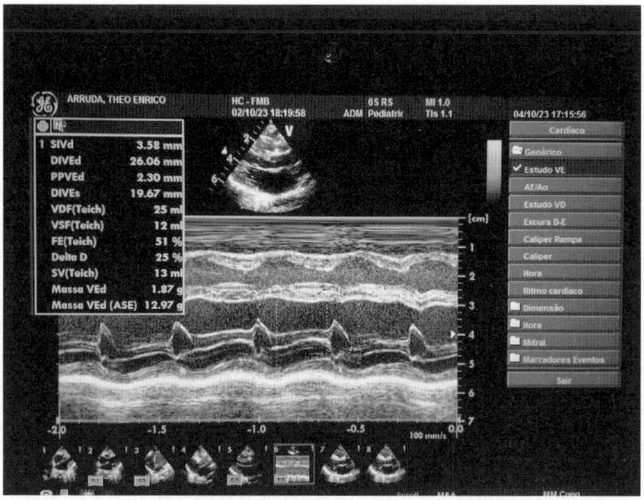

Figura 6.2. Corte paraesternal de eixo longo com avaliação da contratilidade, aferição da porcentagem de fração de ejeção do ventrículo esquerdo pelos métodos do cubo e de Teichholz. Fonte: acervo pessoal dos autores.

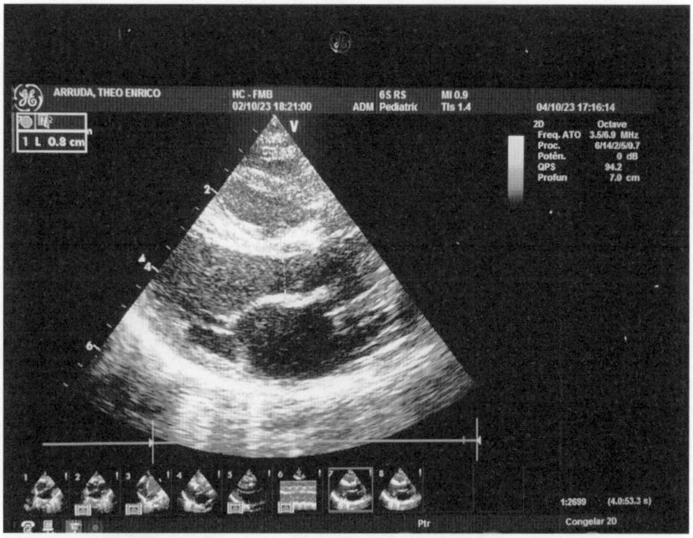

Figura 6.3. Corte paraesternal de eixo longo, que permite a medição da via de saíde do ventrículo esquerdo, posteriormente usada para a medida do débito cardíaco. Fonte: acervo pessoal dos autores.

- **Paraesternal de eixo curto:** mostra a imagem cardíaca transversalmente. O transdutor é ajustado no terceiro ou no quarto espaço intercostal esquerdo, perpendicularmente à coluna vertebral, com o marcador do transdutor voltado para o ombro esquerdo do paciente (Figura 6.4). Esse corte também possibilita avaliar qualitativamente a contratilidade do ventrículo esquerdo e aferir a porcentagem do encurtamento sistólico e a fração de ejeção do ventrículo esquerdo pelos métodos do cubo ou de Teichholz (Figura 6.5). De acordo com a inclinação do transdutor, é possível avaliar as válvulas aórtica e mitral, além da via de saída do ventrículo direito, da válvula pulmonar e do átrio esquerdo.

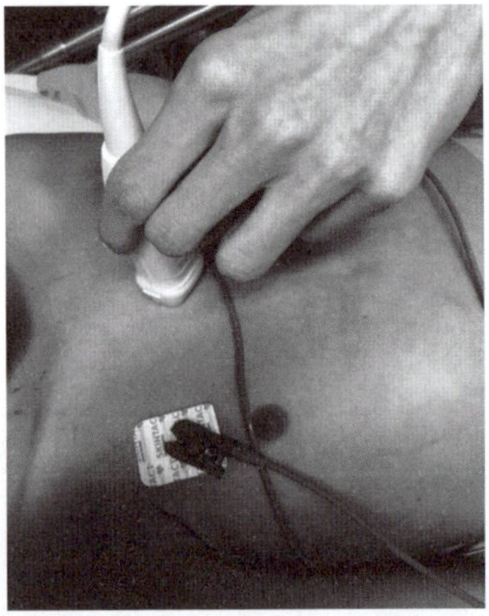

Figura 6.4. Corte paraesternal de eixo curto. Imagem cardíaca transversal. Fonte: acervo pessoal dos autores.

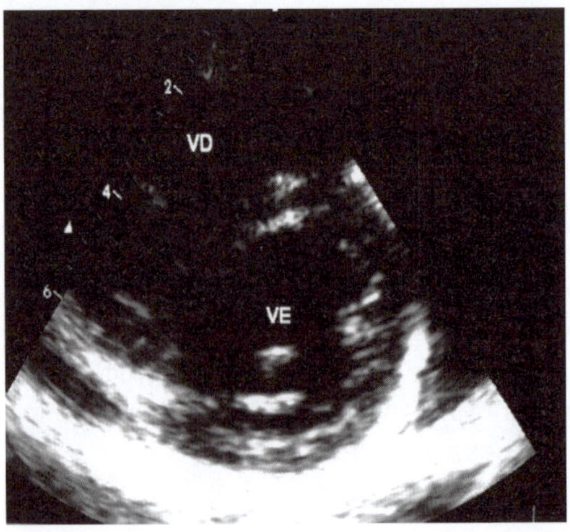

Figura 6.5. Corte paraesternal de eixo curto com avaliação da contratilidade, aferição da porcentagem e da fração de ejeção do ventrículo esquerdo pelos métodos do cubo e de Teichholz. Fonte: acervo pessoal dos autores.

- **Janela apical:** mostra a imagem cardíaca a partir do ictus, exibindo as quatro câmaras cardíacas (Figura 6.6). O transdutor é colocado sobre o ictus cardíaco, com inclinação de aproximadamente 45° e com o marcador para a esquerda. Possibilita avaliação qualitativa da contratilidade cardíaca como um todo, além de avaliar o tamanho relativo de ambos os ventrículos. A avaliação de um doppler possibilita verificar a presença de insuficiência das válvulas tricúspide e mitral. A imagem apical em quatro câmaras permite a avaliação da fração de ejeção usando o método de Simpson, mais preciso nas situações de dilatação cardíaca. A mudança da inclinação do transdutor (imagem apical em cinco câmaras) possibilita avaliar a via de saída do ventrículo esquerdo por meio da visualização da aorta e, por meio do doppler, há possibilidade de avaliar a integral da velocidade do fluxo pela válvula aorta no tempo (VTI) utilizada para medir o débito cardíaco. Essa janela também permite a visualização de derrame pericárdico com ou sem sinais de tamponamento cardíaco com colabamento do ventrículo direito.

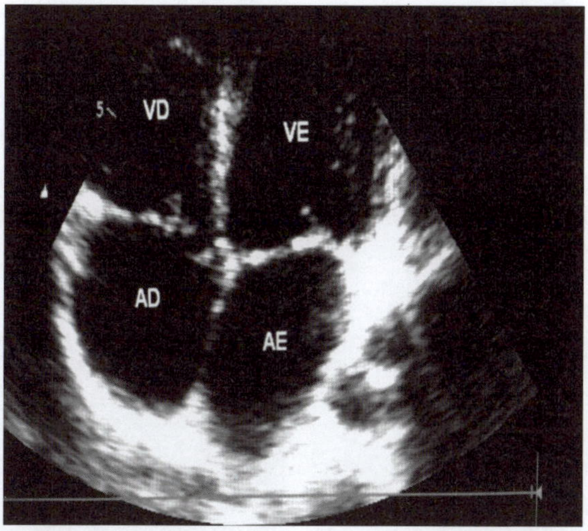

Figura 6.6. Janela apical com imagem das quatro câmaras cardíacas.
Fonte: acervo pessoal dos autores.

- **Janela subcostal ou subxifoide:** o transdutor deve ser colocado abaixo do apêndice xifoide e direcionado perpendicularmente, com o marcador voltado para a cabeça do paciente, até visualização da coluna e de um corte transversal da aorta e da veia cava (Figura 6.7A e B). Em seguida, o transdutor é direcionado superiormente e o marcador é orientado para a esquerda (cerca de 3 horas no mostrador de um relógio), com visualização das quatro câmaras cardíacas e possibilidade de identificar derrame pericárdico com ou sem sinais de tamponamento cardíaco com colabamento do ventrículo direito (Figura 6.8A e B). Essa janela permite, principalmente em lactentes e crianças mais jovens, identificar todas as estruturas cardíacas, mas a utilizamos mais como uma maneira de avaliar derrame pericárdico.

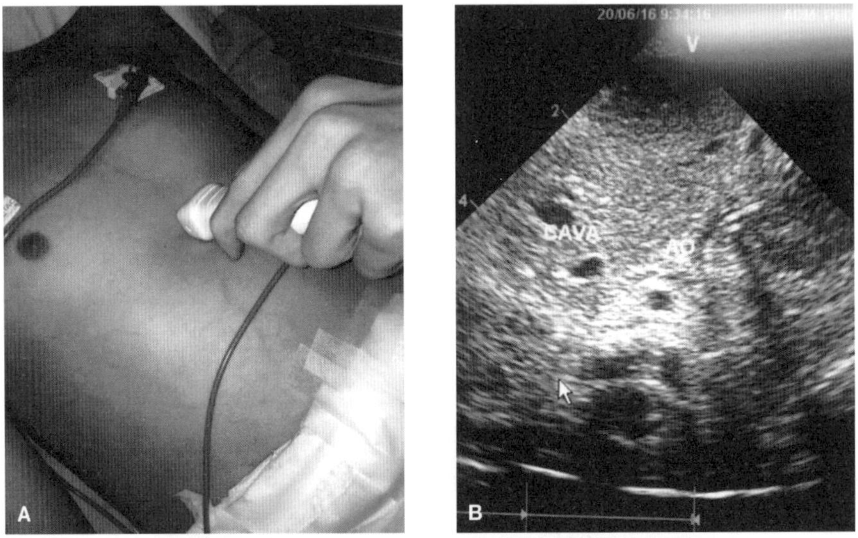

Figura 6.7. (**A**) Imagem mostra onde deve ser posicionado o transdutor. (**B**) Visualização da coluna e corte transversal da aorta e da veia cava. Fonte: acervo pessoal dos autores.

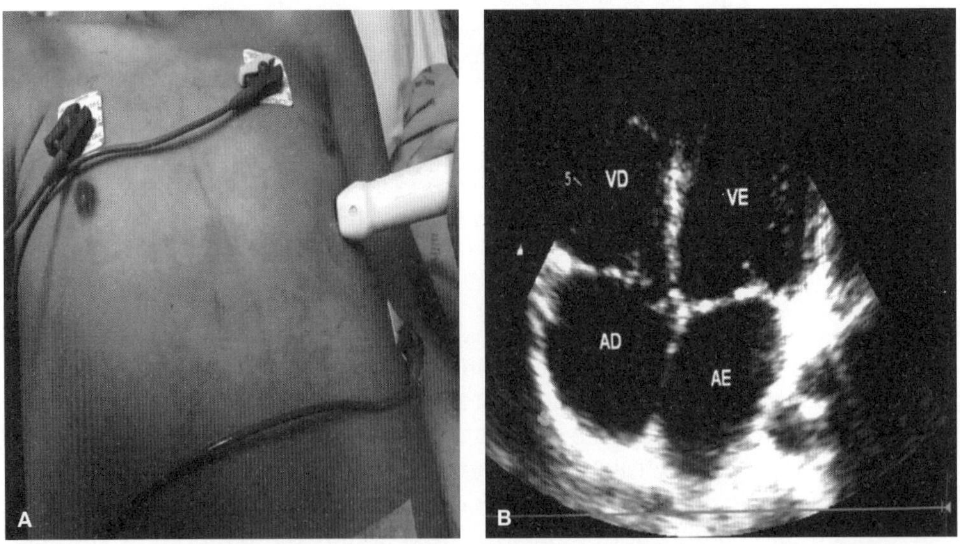

Figura 6.8. (**A**) Imagem mostra a posição do transdutor. (**B**) Imagem mostra a visualização das quatro câmaras cardíacas. Fonte: acervo pessoal dos autores.

Avaliação hemodinâmica

Uma medida importante que conseguimos fazer com o ecocardiograma é o débito cardíaco. Para esse cálculo, precisaremos das seguintes medidas: diâmetro da via de saída do ventrículo esquerdo, medido na base da valva aórtica (Figura 6.9), medida do VTI da velocidade do fluxo pela valva aórtica, obtida na janela apical, após a qual fazemos a medida do VTI (Figura 6.10), e frequência cardíaca.

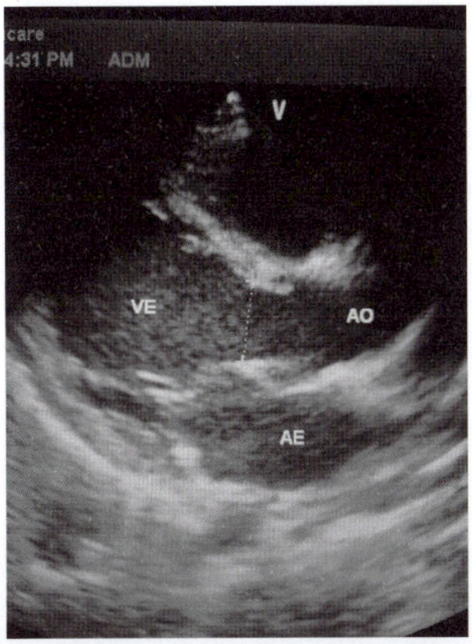

Figura 6.9. Janela paraesternal eixo longo e nela a medida da via de saída do ventrículo esquerdo. Fonte: acervo pessoal dos autores.

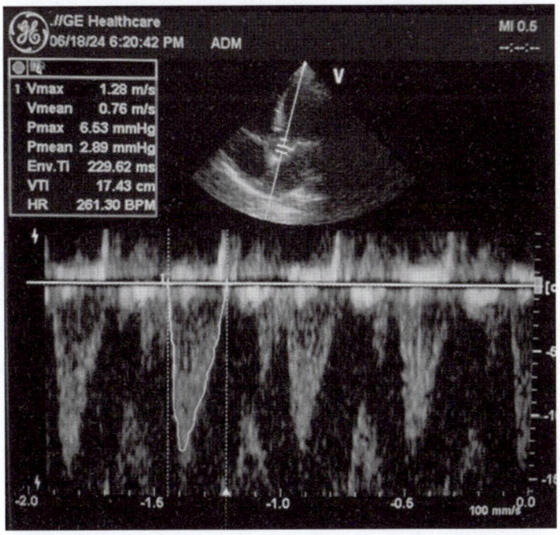

Figura 6.10. Dopller pulsado do fluxo da valva aórtica e a medida do VTI, ambas entram na fórmula para cálculo do débito cardíaco.
Fonte: acervo pessoal dos autores.

O ecocardiograma tem capacidade de avaliar não apenas o débito cardíaco, mas também seus determinantes, lembrando que o débito cardíaco é dado pelo volume ejetado multiplicado pela frequência cardíaca e que o volume ejetado sofre influência de três fatores: pré-carga, contratilidade e pós-carga. Com essas informações, conseguimos não apenas determinar a diminuição do débito, mas também entender o que levou a isso, possibilitando uma conduta mais adequada. A avaliação da pré-carga foi discutida no capítulo 5 – Ultrassom na avaliação da resposividade a fluidos. Aqui, focaremos na contratilidade e na pós-carga.

Contratilidade

Avaliação da função ventricular esquerda

A avaliação da função ventricular esquerda (VE) pode ser feita qualitativamente (modo subjetivo) e quantitativamente (modo objetivo). Qualitativamente, faz-se por meio da observação do comportamento do ventrículo esquerdo, principalmente quando não há possibilidade de conseguir imagens de boa qualidade, em decorrência de situações nas quais as janelas ecocardiográficas são dificultadas por situações clínicas do paciente, como drenos torácicos, incisões cirúrgicas com curativos, ventilação pulmonar mecânica etc.

Qualitativamente, observa-se o comportamento do ventrículo esquerdo como um todo (janela paraesternal de eixo longo, janela apical em quatro câmaras ou janela subxifoide) ou de forma segmentada (janela paraesternal de eixo curto) durante o ciclo cardíaco, podendo ser utilizadas todas as janelas ecocardiográficas. A seguir, discutiremos algumas medidas possíveis, mas é importante lembrar que a avaliação qualitativa tem capacidade semelhante às medidas para identificar a disfunção sistólica do VE.

Quantitativamente, são utilizadas as seguintes medidas:

- **Cálculo da porcentagem de encurtamento sistólico do ventrículo esquerdo (VE):** geralmente, o cálculo é realizado automaticamente pelo equipamento de ultrassonografia, por meio de seu *software*. Porém, caso haja dificuldade de usar o *software* do equipamento, o cálculo pode ser realizado manualmente, utilizando-se o corte paraesternal de eixo longo ou o corte paraesternal de eixo curto.

$$\%D = \frac{(DDVE - VSVE)}{DDVE} \times 100 \text{ – Valor normal = 30\% a 40\%}$$

$\%D$ = porcentagem de encurtamento sistólico do VE;
$DDVE$ = diâmetro diastólico do VE;
$DSVE$ = diâmetro sistólico do VE.

- **Cálculo da fração de ejeção do VE:** podem ser utilizados vários métodos. O método mais simples é o método do cubo, no qual os diâmetros sistólico e diastólico do VE, medidos nas janelas paraesternais de eixo longo ou curto, são elevados ao cubo. A elevação de uma medida linear ao cubo "transforma" essa medida linear em uma unidade de volume.

$$FEVE = \frac{(DDVE^3 - VSVE^3)}{DDVE^3} \times 100 \text{ - Valor normal} > 50\%$$

FEVE = fração de ejeção do VE;
DDVE = diâmetro diastólico do VE;
DSVE = diâmetro sistólico do VE.

Outro método utilizado é o método de Teichholz, no qual os diâmetros sistólico e diastólico do VE, também medidos nas janelas paraesternais de eixo longo ou curto, são ajustados matematicamente, considerando o VE uma elipse.

$$FEVE = \frac{(VDVE - VSVE)}{VDVE} \times 100 \text{ - Valor normal} > 50\%$$

FEVE = fração de ejeção do VE;
VDVE = volume diastólico do VE;
VSVE = volume sistólico do VE.

Para a transformação de *DDVE* e *DSVE* em *VDVE* e *VSVE*, utilizam-se as seguintes fórmulas matemáticas:

$$VDVE = \frac{(DDVE^3 \times 7)}{(2{,}4 \times DDVE)}$$

$$VSVE = \frac{(DSVE^3 \times 7)}{(2{,}4 \times DSVE)}$$

Esse é o método mais utilizado pelos *softwares* dos equipamentos de ultrassonografia para o cálculo da *FEVE*. Quando o VE está dilatado e perdeu a forma de elipse, aproximando-se da forma de uma esfera, o método mais adequado é o método de Simpson, que utiliza a janela apical em quatro câmaras e um *software* do próprio equipamento para traçar os volumes sistólico e diastólico do VE (Figura 6.11).

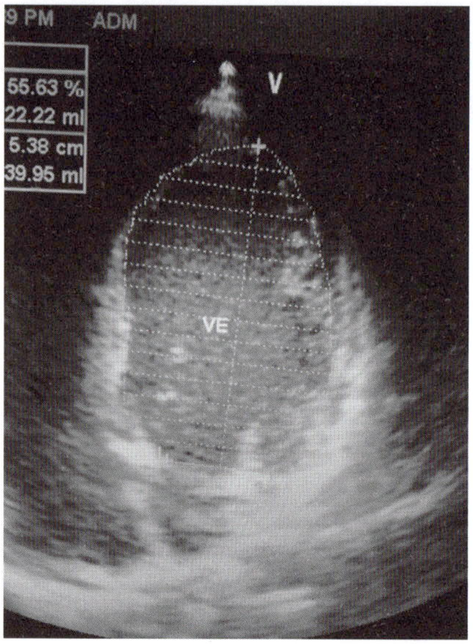

Figura 6.11. Marcação da área do ventrículo esquerdo para cálculo da fração de ejeção por Simpson. Fonte: acervo pessoal dos autores.

Avaliação da função ventricular direita

O ventrículo direito (VD) é avaliado de forma semelhante ao ventrículo esquerdo. Assim, o ventrículo direito tem tamanho normal quando é menor que o esquerdo (geralmente < 60%), é considerado com aumento moderado quando tem o mesmo tamanho e com aumento importante quando é maior que o VE. Além disso, de forma subjetiva, é possível estimar a função do ventrículo direito, observando sua contratilidade.

Diferentemente do VE, o VD tem uma forma geométrica particular e, portanto, as medidas de fração de ejeção usadas no VE não são possíveis. Apesar dessa dificuldade, podemos fazer a avaliação quantitativa da função do VD por meio de duas medidas: a avaliação da excursão da valva tricúspide (TAPSE) e a variação da área do VD na sístole e na diástole, além da avaliação da fração de redução da área do VD (FAC).

- **TAPSE:** no corte apical, usamos o modo M, colocando o cursor na base da valva tricúspide (não no folheto valvar), e avaliamos o quanto o anel da tricúspide excursiona (Figura 6.12).

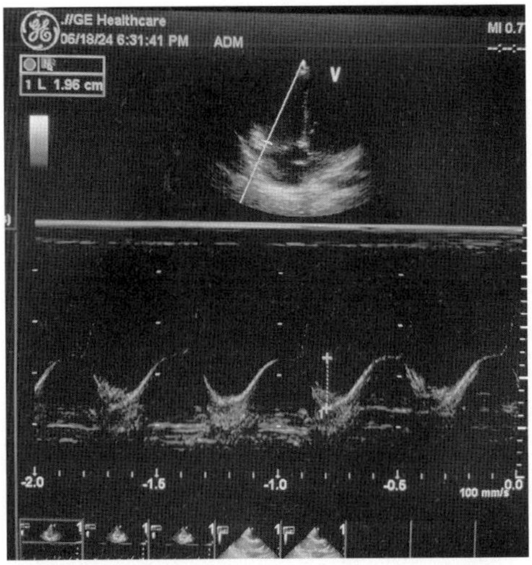

Figura 6.12. Medida da TAPSE, o cursor no modo M é colocado no anel da valva tricúspide e esta medida mostra o quanto a valva excursiona.
Fonte: acervo pessoal dos autores.

- **FAC:** também no corte apical, calculamos a área na diástole e na sístole (Figura 6.13), usando a seguinte fórmula:

$$FAC = \frac{(\text{área diastólica final do VD} - \text{área sistólica final do VD})}{\text{área diastólica final do VD}} \times 100$$

O valor considerado alterado é $FAC < 35\%$

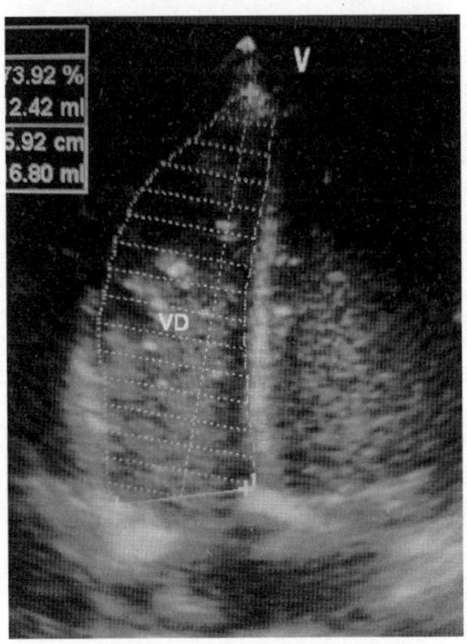

Figura 6.13. A imagem mostra a medida da área do VD no corte apical, a variação dessa área na sístole e diástole é a FAC. Fonte: acervo pessoal dos autores.

Além da função, existem sinais de hipertensão pulmonar que podem ser observados por meio da avaliação do formato do VD e da avaliação da insuficiência da válvula tricúspide. Na presença de hipertensão pulmonar, o VD adquire uma forma de D ("*D shape*"), que pode ser observada na janela paraesternal de eixo curto. Na janela apical em quatro câmaras, pode ser observado um desvio do septo interventricular para a esquerda. Na presença de insuficiência da válvula tricúspide (VT) e na ausência de lesões obstrutivas do VE, a velocidade do fluxo de regurgitação pela VT possibilita a medida da pressão sistólica do VD e, consequentemente o da pressão da artéria pulmonar, utilizando a equação de Bernoulli, em que $P = V^2 \times 4$, com P = pressão e V = velocidade do fluxo de regurgitação. A pressão da artéria pulmonar será igual à pressão calculada pelo fluxo de regurgitação tricúspide mais a pressão do átrio direito, considerada igual a 5 mmHG a 10 mmHg em crianças.

$$PAP = P_{RVT} + 10 \text{ mmHg} = ((V_{FRVT})^2 \times 4) + 10 \text{ mmHg}$$

PAP = pressão da artéria pulmonar;
P_{RVT} = pressão de regurgitação pela válvula tricúspide;
V_{FRVT} = velocidade do fluxo de regurgitação pela VT.

Avaliação diastólica do ventrículo esquerdo

A função diastólica é um importante determinante de evolução ruim nos pacientes com choque séptico. Apesar disso, sua avaliação é difícil, com poucos métodos validados em pediatria e menos ainda em pacientes críticos. Classicamente, avalia-se pela inversão das ondas *E* e *A*, tanto no doppler pulsado quanto no doppler tissular, lembrando que a onda *E* representa o relaxamento do ventrículo *E*, que cerca de 80% do fluxo do átrio esquerdo para o ventrículo *E* acontece nessa fase e que os demais 20% ocorrem com a contração do átrio, o que gera a onda *A*. Quando há disfunção diastólica, a onda *E* pode ser menor que a onda *A*. Outra maneira provavelmente melhor de avaliar a função diastólica é a relação o E, com o uso do doppler tissular.

Pós-carga

A avaliação da pós-carga em pediatria é muito importante, pois ela nos direciona à escolha do melhor fármaco vasoativo. No choque séptico, o paciente pode apresentar pós-carga diminuída, normal ou aumentada, diferentemente dos adultos, em que predomina sua diminuição dela. Para seu cálculo, precisaremos da medida do débito cardíaco, já mostrada anteriormente, da pressão venosa central (PVC) e da pressão arterial média (PAM), usando a seguinte fórmula:

$$RVP = (PAM - PVC)/DC \times 79{,}9$$

A utilização da ecocardiografia "*point-of-care*" foi um avanço imensurável na avaliação do paciente pediátrico nos atendimentos de pronto-socorro e, principalmente, nos pacientes internados. Ela permite que seja realizada a avaliação não invasiva da situação hemodinâmica do paciente em tempo real e que as medidas terapêuticas instituídas sejam avaliadas a cada momento, determinando limites na oferta hídrica e na utilização de fármacos vasoativos, por exemplo. Também tem a vantagem de diagnóstico mais rápido em situações clínicas agudas de choque, como no caso de derrame pericárdico.

Finalizando, para uma assistência médica de ótima qualidade, é imprescindível que o médico que atua na faixa etária pediátrica em urgência/emergência e medicina intensiva pediátrica ou neonatal tenha conhecimento e treinamento em ecocardiografia "*point-of-care*".

Bibliografias consultadas

Diniz MFR, Leal GN, Lianza AC. Ecocardiograma morfológico e funcional. In: Jatene MB, Wagenführ J, Foronda G (Ed.). Cardiologia Pediátrica. 2. ed. Santana de Parnaíba: Manole; 2021. p. 157-185.

Lopes LM. Coração normal. In: Lopes LM. Ecocardiografia pediátrica. Rio de Janeiro: Revinter; 2014. p. 3-25.

Lopes LM, Favaro G, Vargas P. Imagem e ecocardiografia: princípios básicos. In: Carvalho WB, Colleti Jr J, Koga W, Imamura JH (Ed.). Manual de cardiointensivismo em pediatria/neonatologia. Rio de Janeiro: Atheneu; 2018. p. 29-44.

Morhy SS, Gonçalves HAG. Ecocardiografia em emergência pediátrica. 1. ed. Rio de Janeiro: Atheneu; 2019.

Park MK. Métodos diagnósticos não invasivos. In: Park MK. Cardiologia pediátrica. 6. ed. Rio de Janeiro: Revinter; 2015. p. 77-95.

Petrini CA, Marino LO, Figueiredo Neto JL. In: Velasco IT, Alencar JCG, Petrini CA (Ed.). Procedimentos com ultrassom no pronto-socorro. Barueri: Manole; 2021. p. 11-22.

7

Ultrassom com Doppler transcraniano

Rodrigo Bazan
Gabriel Pinheiro Modolo
Daniel Fabiano Barbosa dos Santos
Silméia Garcia Zanati Bazan
Marcos Christiano Lange

Introdução

A ultrassonografia neurológica beira-leito está se tornando uma ferramenta cada vez mais valiosa nos serviços de urgência e terapia intensiva. Embora a neurologia não seja tradicionalmente associada ao uso de ultrassom, suas aplicações estão se expandindo, permitindo uma avaliação rápida e de baixo risco da dinâmica vascular cerebral e do parênquima encefálico. A técnica é particularmente útil para avaliar vasoespasmo após hemorragia subaracnóidea, estenoses e oclusões intracranianas, bem como para atuar como um método complementar no diagnóstico de morte encefálica. Com a disponibilidade de aparelhos de ultrassom mais avançados e portáteis, bem como com a capacidade de realizar avaliações rápidas e seguras, a ultrassonografia neurológica deveria ser realizada rotineiramente na admissão do paciente, auxiliando na avaliação beira-leito de diversas condições neurológicas.

O Doppler colorido transcraniano (DCTC) tem ganhado cada vez mais adesão por ser realizado por aparelho de ultrassom, facilitando a utilização nas avaliações "*point-of-care ultrasound*" (POCUS).[1]

Técnica do exame

O estudo transcraniano é realizado por meio de quatro janelas acústicas – as janelas transtemporal, transoccipital (ou transforaminal), transorbital e submandibular. Para crianças com fontanelas abertas, ainda existe a janela transfontanelar como opção (Figura 7.1A-D). Ao considerarmos a análise anatômica, as principais janelas são a transtemporal para avaliação de estruturas intracranianas e a transorbital para avaliação da bainha do nervo óptico. Em relação às estruturas arteriais principais, as artérias cerebrais médias, as artérias cerebrais anteriores e as artérias cerebrais posteriores são avaliadas pela janela temporal, o sistema vertebro-basilar, pela janela transforaminal, e a artéria oftálmica, pela janela oftálmica. A janela submandibular apresenta utilidade para avaliação de índices entre a repercussão hemodinâmica intracraniana e a repercussão hemodinâmica extracraniana. A técnica do exame está demonstrada no Vídeo 7.1 e no Vídeo 7.2.

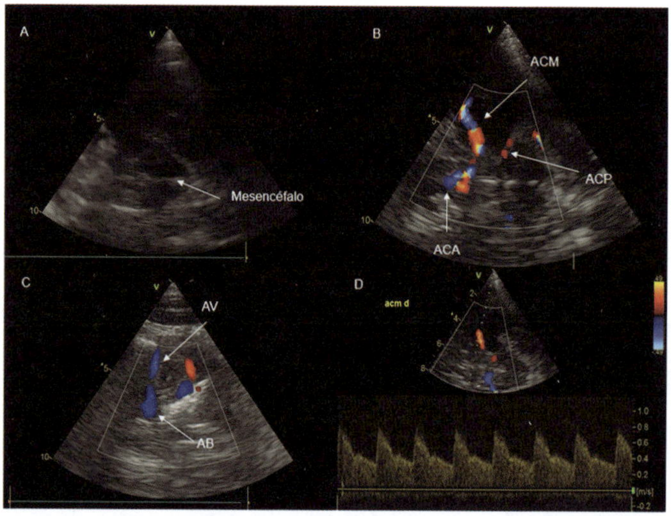

Figura 7.1. (**A**) Plano mesencefálico, janela transtemporal. (**B**) Modo doppler colorido demonstrando o polígono de Willis. (**C**) Sistema vertebro-basilar avaliado pela janela transforaminal. (**D**) Modo espectral da artéria cerebral média direita. ACA: artéria cerebral anterior; ACM: artéria cerebral média; ACP: artéria cerebral posterior; AV: artéria vertebral; AB: artéria basilar.
Fonte: acervo pessoal dos autores.

Material complementar

Vídeo 7.1 Circulação anterior.		Escaneie o QR-CODE ou clique nele para acessar o material.	

Vídeo 7.2
Circulação posterior.

Escaneie o QR-CODE ou clique nele para acessar o material.

Para o estudo transcraniano, utiliza-se uma sonda setorial de baixa frequência, que forneça matriz espectral de 1 MHz a 5 MHz, permitindo visualização direta do parênquima e dos vasos intracranianos. Inicia-se o exame com o modo B para visualização de referências anatômicas, seguido pelo modo de doppler colorido para análise das artérias intracranianas. Após a identificação do segmento vascular de interesse, é iniciado o doppler espectral para obtenção dos parâmetros hemodinâmicos.[2] Em população pediátrica, a imagem ideal pode ser possível usando sondas de frequência mais alta, como setorial pediátrico ou sondas convexas.[3]

Avaliação hemodinâmica

A forma de onda espectral é caracterizada por três componentes: velocidade de pico sistólico (VPS), valores médios de velocidade de fluxo (velocidade média máxima de pico no tempo, TAMAX) e velocidade diastólica final (VDF), medidas em cm/s.[4] A TAMAX é obtida traçando o envelope do espectro correspondente a um ciclo cardíaco (ou seja, máximo deslocamento do doppler ao longo do ciclo cardíaco).[3] A velocidade do fluxo sanguíneo cerebral é conhecida por aumentar na infância, atingir o pico por volta dos 6 anos de idade e depois diminuir gradualmente para níveis de adultos.[5] Deve-se considerar que diversos fatores, como parâmetros hemodinâmicos, medicamentos e condições clínicas (como anemia, hipercapnia, choque e febre), podem impactar nas velocidades de fluxo e devem ser documentados no relatório final.

A interpretação dos dados do DCTC em crianças depende da idade, uma vez que a velocidade do fluxo sanguíneo cerebral varia ao longo do desenvolvimento. Valores de velocidades de fluxo que se desviam mais de 2 desvios-padrão dos dados normativos para a idade são considerados anormais. Essas alterações na velocidade do fluxo sanguíneo cerebral em relação às referências adequadas à idade podem estar associadas aos resultados clínicos de várias condições em crianças gravemente doentes.[5]

As velocidades sistólicas são dependentes, principalmente, do débito cardíaco e da circulação a montante, enquanto as velocidades diastólicas são influenciadas pela resistência vascular a jusante, tendendo a diminuir antes das velocidades sistólicas em condições como hipertensão intracraniana (HIC) e vasoespasmo (VE) distal.

O monitoramento simultâneo dessas variáveis, juntamente ao da pressão intracraniana (PIC) e ao da pressão arterial (PA), pode fornecer perspectivas fisiológicas valiosas em várias patologias intracranianas,[4] como em situações em que há aumento da PIC, com o espectro de onda ficando apiculado, ou seja, com quedas desproporcionais das velocidades diastólicas em relação às sistólicas. Diversos padrões de espectro de onda podem ser identificados (Quadro 7.1).

O índice de pulsatilidade (IP) de Gosling fornece informações relativas à resistência vascular encefálica a jusante e descreve alterações quantitativas na morfologia da forma de onda do DCTC. O IP é calculado a partir da

Quadro 7.1. Diferentes padrões de fluxo e diagnósticos diferenciais

Padrão hemodinâmico	Diagnóstico diferencial	Espectro de onda
Normal	Normal	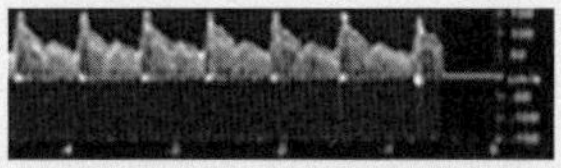
Hipoperfusão com IP normal	Infarto cerebral, encefalopatia metabólica	
Hipoperfusão com IP alto	PPC baixa (PAM baixa, PIC alta ou ambos), hipocapnia, hipotermia	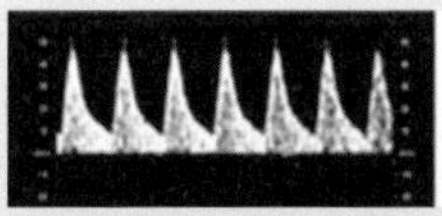 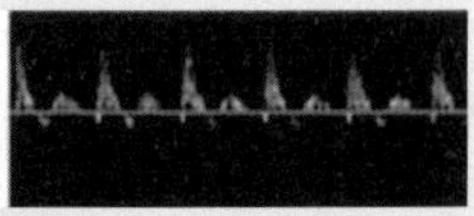
Hiperemia	Sepse (alto débito cardíaco), reperfusão após parada cardíaca, meningite, anemia, hipercapnia e febre	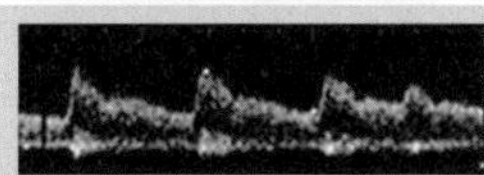
Vasoespasmo/ estenose	HSA, vasculite, estenose arterial intracraniana	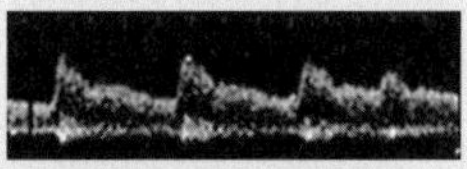
Alta resistência	Aumento precoce da PIC, idoso	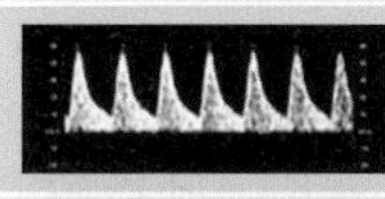
Parada circulatória cerebral	Ressangramento HSA, aumento transitório na PIC, parada circulatória cardíaca	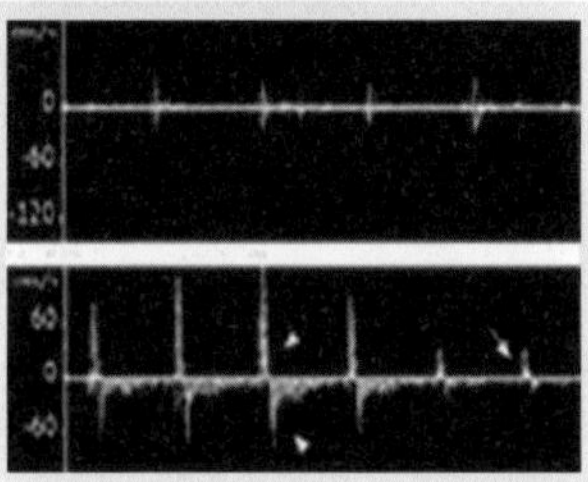

IP: índice de pulsatilidade; *IR:* índice de resistividade; *PAM:* pressão arterial média; *PIC:* pressão intracraniana; *PPC:* pressão de perfusão cerebral; *HSA:* hemorragia subaracnóidea.
Fonte: adaptado de Blanco P, *et al.*[1]

relação entre as velocidades do fluxo sistólico e diastólico, dividida pela velocidade média do fluxo.[4] Em situações em que a resistência vascular aumenta, a diferença entre a VPS e a VFD aumenta e, do mesmo modo, o IP aumenta. Inversamente, em situações em que a resistência diminui (como em malformações vasculares ou de maneira secundária ao aumento de CO_2 por hipóxia), a diferença entre VPS e VFD diminui e, consequentemente, o IP diminui.

O IP também tem sido amplamente investigado como estimador não invasivo de PIC, pois foi demonstrado que PIC e IP estão positivamente correlacionados durante aumentos de PIC.[4]

Avaliação do parênquima cerebral

Hematomas intracranianos podem ser observados inicialmente como massas hiperecoicas no DCTC nos primeiros cinco dias após a lesão. Com o tempo, essas massas podem se tornar hipoecoicas e desenvolver um halo hiperecoico. É importante lembrar que outras condições, como malformações arteriovenosas (MAV) e tumores cerebrais, também podem apresentar características semelhantes às massas hiperecoicas. Portanto, a confirmação de um hematoma deve ser feita por meio de exames de imagem, como tomografia ou ressonância magnética, sendo o ultrassom uma ferramenta de seguimento em situações em que o acesso a outros exames de imagem é restrito.[1]

A avaliação do tamanho do hematoma envolve a medição de seu volume, que requer cortes axiais e coronais transtemporais para calcular as dimensões anteroposterior e transversal no primeiro corte e a altura no último corte. O cálculo do volume é realizado utilizando-se a fórmula $(A \times B \times C)/2$, em que A representa o diâmetro anteroposterior, B representa o diâmetro laterolateral em 90º e C, o diâmetro em altura.[1]

A análise dos desvios de linha média no DCTC pode ser feita para avaliar a posição do terceiro ventrículo em relação à linha média encefálica. Isso é útil para identificar possíveis deslocamentos. Desvios maiores que 2,5 mm são considerados significantes e podem ser correlacionados com a tomografia. A medição é realizada usando o terceiro ventrículo como ponto de referência, visualizado pela janela transtemporal em plano diencefálico. O deslocamento da linha média é calculado pela diferença $(A - B)/2$, em que A é a medida do início do feixe de ultrassom até o centro do terceiro ventrículo de um lado e B é obtido da mesma forma no lado contralateral. É importante levar em consideração possíveis interferências, como fraturas cranianas e craniectomias, que podem afetar a precisão dessa avaliação.[1]

A hidrocefalia pode ser identificada por meio do DCTC, mostrando boa concordância com a tomografia computadorizada e a ressonância magnética, especialmente quando se trata da dilatação do terceiro ventrículo.

No entanto, é fundamental destacar que a presença de ventriculomegalia não deve ser o único critério para a decisão de tratamento. Os valores normais para o terceiro ventrículo variam conforme a faixa etária, com uma alta correlação com a ressonância magnética. A avaliação dos ventrículos laterais é mais desafiadora devido ao ângulo de incidência em relação à sonda de ultrassom, com uma correlação moderada em relação à tomografia computadorizada em estudos de pacientes com hidrocefalia pós-hemorrágica. A análise das variações no diâmetro do sistema ventricular, como a largura dos cornos frontais dos ventrículos laterais, pode ser realizada com alta precisão por meio do DCTC. Essa abordagem pode ser útil para fins de monitoramento.[1]

Bainha do nervo óptico

Um transdutor linear (7 MHz a 10MHz) é utilizado para realizar a ultrassonografia do nervo óptico, permitindo a visualização de estruturas de até 5 cm a 6 cm de profundidade. Devem-se reduzir os índices térmico e mecânico, a fim de evitar lesões secundárias ao cristalino. A técnica está exemplificada no Vídeo 7.3.

Material complementar

Vídeo 7.3 **Bainha do nervo óptico.**		Escaneie o QR-CODE ou clique nele para acessar o material.	

Para efetuar a medição, traçamos uma linha vertical a partir do ponto de encontro entre o nervo óptico e o globo ocular. Essa linha é apenas uma referência e deve ter um comprimento de 3 mm. Em seguida, desenhamos uma linha horizontal que atravessa o nervo, fornecendo a medida da bainha do nervo óptico em milímetros.

É importante notar que ainda não existe um valor de referência preciso para o diagnóstico da hipertensão intracraniana (HI) com essa técnica. No entanto, vários estudos indicam que um valor igual ou superior a 5,5 mm está relacionado a uma pressão intracraniana (PIC) superior a 20 mmHg.[6]

Acidente vascular cerebral

Com um quadro clínico compatível, a presença de critérios diagnósticos para a oclusão de vasos intracranianos pelo DCTC inclui a ausência de sinal ao modo de Doppler colorido e a ausência de fluxo de onda pulsada na área ocluída, desde que o fluxo em outros segmentos do círculo de Willis e nas estruturas parenquimais estejam visíveis. Também é útil para monitorar a recanalização de artérias previamente obstruídas, permitindo categorizar essa recanalização como ausente, parcial ou completa. Em casos de complicações graves decorrentes de um acidente vascular cerebral hemisférico, como edema cerebral ocupante de espaço ou transformação hemorrágica, pode ajudar a orientar a necessidade de repetir exames de imagem ou solicitar uma consulta neurocirúrgica, sendo uma ferramenta complementar aos critérios clínicos.[3]

Vasoespasmo após hemorragia subaracnóidea

O DCTC tornou-se uma ferramenta de triagem não invasiva para detectar o vasoespasmo cerebral antes que ele cause sintomas clínicos em pacientes pediátricos. Embora seu uso para monitorar o desenvolvimento de vasoespasmo cerebral seja recomendado em adultos, as crianças têm diferenças fisiológicas que dificultam a aplicação desses critérios em pacientes pediátricos. A falta de definição de padrões torna incerta a estimativa da incidência de vasoespasmo cerebral em crianças com lesões cerebrais agudas. Embora haja evidências de que o vasoespasmo pode ocorrer em crianças após hemorragia subaracnóidea, seu impacto clínico e as melhores práticas para diagnóstico e tratamento em ainda não estão totalmente estabelecidos.[5]

Uma sugestão de monitoramento é a realização do exame nas primeiras 72 horas, antes do período de vasoespasmo, e o seguimento dos aumentos de velocidades, usando o próprio paciente como controle. A avaliação da relação das velocidades de fluxo nas ACM e nas ACI extracranianas também pode auxiliar a diferenciar hiperemia (aumento global das velocidades) de estenoses focais, na qual as velocidades de ACM aumentarão de forma desproporcional ao aumento nas ACI cervicais.

Anemia falciforme

Crianças com anemia falciforme têm risco aumentado em 300 vezes de sofrer um acidente vascular cerebral, tornando-se a causa mais comum de acidente vascular cerebral na infância. A longo prazo, o acidente vascular cerebral pode levar a deficiências físicas e cognitivas. O risco de acidente vascular cerebral nesses pacientes está relacionado à velocidade média máxima de pico no tempo (TAMAX) nas artérias cerebrais médias e na artéria carótida interna terminal intracraniana.[7] As velocidades estão diretamente relacionadas ao grau de anemia e, consequentemente, à gravidade da doença, sendo o DCTC bom marcador. Velocidades acima de 200 cm/s estão relacionadas a altíssimo risco de AVC e são indicação de transfusões profiláticas.

Encefalopatia hepática

O DCTC é uma opção não invasiva e está prontamente disponível para identificar e avaliar o fluxo cerebral anormal em crianças com insuficiência hepática aguda, com base em valores de referência relacionados à idade. O DCTC conseguiu detectar diferenças como a diminuição da VDF e o aumento do IP em crianças com insuficiência hepática aguda que aguardavam um transplante e que não sobreviveram em comparação com aquelas que sobreviveram.[8]

Sepse

O DCTC pode predizer risco de encefalopatia associada à sepse. Crianças com aumento da resistência vascular, identificada por IP aumentado, tiveram maior incidência de encefalopatia e maior mortalidade.[5] A presença de fluxo reduzido (caracterizado por redução de um desvio-padrão para a idade) ou de vasoespasmo em pelo menos um vaso sanguíneo na circulação anterior ou na posterior, dentro de quatro dias a nove dias após a admissão na UTI, foi associada a maior risco de morbidade adquirida (intubação, uso de medicamentos vasoativos, intervenção neurocirúrgica, parada cardíaca) e óbito em crianças com infecções do sistema nervoso central.[5]

Traumatismo cranioencefálico

Pequenos estudos em crianças com traumatismo cranioencefálico (TCE) começaram a investigar a relação entre o fluxo sanguíneo cerebral e o desfecho neurológico. Crianças com TCE moderado a grave e velocidades de fluxo de final de diástole inferiores a 25 cm/s na chegada ao pronto-socorro, estão associadas a mau prognóstico. Da mesma forma, um TAMAX da artéria cerebral média (ACM) anormalmente baixo, identificado em 6% das crianças com TCE moderado a grave, estava relacionado a resultados neurológicos desfavoráveis.[5]

Encefalopatia hipóxico-isquêmica

Lovett demonstrou, em um estudo com 26 crianças que sofreram lesão cerebral hipóxico-isquêmica, que velocidades de fluxo anormais dentro de 48 horas após a lesão estavam associadas a resultado neurológico desfavorável.[5,9] Em um estudo-piloto recente com 21 sobreviventes pediátricos de parada cardíaca extra-hospitalar por asfixia que foram submetidos à hipotermia terapêutica, o DCTC à admissão foi usado para orientar o tratamento.

Esses indivíduos foram categorizados em três grupos, com base em suas características (aspecto do espectro de onda e IP sugerindo ou não HIC) e os achados foram usados para guiar terapia hiperosmolar com solução salina hipertônica. A taxa de sobrevivência de um mês daqueles submetidos ao tratamento guiado por DCTC foi maior do que a daqueles que não passaram por esse tratamento (75% *vs.* 22,2%, $p = 0,03$).[5]

Falência circulatória cerebral e morte encefálica

No Brasil, a avaliação da morte encefálica segue critérios fundamentados na neurossonologia da Federação Mundial de Neurologia, com algumas modificações. O exame de DCTC é suficiente, exigindo-se apenas um teste de, pelo menos, 30 minutos. Para ser elegível ao DCTC, o paciente deve atender aos critérios clínicos de morte encefálica, conforme regulamentações brasileiras. Em alguns casos, o sinal de fluxo sanguíneo só é detectado com ajustes de parâmetros no DCTC. Os achados típicos de falência circulatória cerebral identificados incluem: picos sistólicos curtos nas curvas espectrais anterógradas, com velocidade de fluxo sanguíneo anterógrado inferior a 50 cm/s, seguidos pela ausência de sinal de fluxo durante o restante do ciclo cardíaco ou a presença de um fluxo alternante, caracterizado por picos sistólicos anterógrados simultâneos e inversão diastólica retrógrada. No caso de um paciente que já tenha realizado um DCTC anterior durante a mesma internação e que tenha apresentado fluxo sanguíneo nas artérias analisadas, um novo exame que demonstre a ausência de sinal em todas as artérias examinadas também pode ser interpretado como indicativo de falência circulatória cerebral.[10]

Protocolo de avaliação pocus

Um protocolo de avaliação beira-leito de fácil execução e de grande utilidade é a avaliação das velocidades, do IP e da morfologia do espectro de onda de artéria cerebral média, além de avaliação do parênquima cerebral pela aferição do diâmetro do terceiro ventrículo, análise do desvio de linha média e medida da bainha do nervo óptico em contextos de hipertensão intracraniana e de lesões cerebrais expansivas. A avaliação da artéria carótida interna extracraniana pode ser utilizada a fim de diferenciar quadros de estenoses intracranianas de hiperemia. Por fim, o protocolo beira-leito pode incluir o ecocardiograma, principalmente em contexto de choque e, mais além, em contexto de acidente vascular cerebral de etiologia indeterminada (Vídeo 7.4 a Vídeo 7.9).

Material complementar

Vídeo 7.4
Janela apical 4 câmaras.

Escaneie o QR-CODE ou clique nele para acessar o material.

Vídeo 7.5
Janela paresternal longitudinal.

Escaneie o QR-CODE ou clique nele para acessar o material.

Vídeo 7.6
Janela paresternal transversal (músculos papilares).

Escaneie o QR-CODE ou clique nele para acessar o material.

Vídeo 7.7
Janela paresternal transversal (vasos da base).

Escaneie o QR-CODE ou clique nele para acessar o material.

Vídeo 7.8
Janela subcostal 4 câmaras.

Escaneie o QR-CODE ou clique nele para acessar o material.

Vídeo 7.9
Janela subcostal da veia cava.

Escaneie o QR-CODE ou clique nele para acessar o material.

Referências bibliográficas

1. Blanco P, Abdo-Cuza A. Transcranial Doppler Ultrasound in neurocritical care. J Ultrasound. 2018;21(1):1-16.
2. Navarro JC, Sharma VK. Procedural Manual of Neurosonology. Navarro JC, Sharma VK. Newcastle: Cambridge Scholars Publishing; 2019.
3. Blanco P, Blaivas M. Applications of Transcranial Color-Coded Sonography in the Emergency Department. J Ultrasound Med. 2017;36(6):1251-66.
4. Robba C, Cardim D, Sekhom M, Budohoski K, Czosnyka M. Transcranial Doppler: a stethoscope for the brain-neurocritical care use. J Neurosci Res. 2018;96(4):720-30.
5. Lovett ME, O'Brien NF. Transcranial Doppler Ultrasound, a Review for the Pediatric Intensivist. Children. 2022;9(5):727.
6. Papalini EP. Nervo óptico: medida do diâmetro de sua bainha para detectar hipertensão intracraniana. Rev Bras Oftalmol. 2018;77(2):68-71.
7. Modolo GP, Luvizutto GJ, Hamamoto PT Filho, Braga GP, Bazan SGZ, Ferreira NC. Transcranial doppler as screening method for the sickling crises in children with sickle cell anemia: a latin America cohort study. BMC Pediatr. 2022;22(1):368.
8. Cousin VL, Charbel R, Ghali N, Marais C, Tissières P. Transcranial Doppler Ultrasonography in Children with Acute Liver Failure and Severe Hepatic Encephalopathy. Pediatr Crit Care Med. 2022;23(8):e382-5.
9. Lovett ME, Maa T, Chung MG, O'Brien NF. Cerebral blood flow velocity and autoregulation in paediatric patients following a global hypoxic-ischaemic insult. Resuscitation [Internet]. 2018;126:191-6.
10. Lange MC, Zétola VHF, Miranda-Alves M, Moro CHC, Silvado CE, Rodrigues DLG et al. Brazilian guidelines for the application of transcranial ultrasound as a diagnostic test for the confirmation of brain death. Arq Neuropsiquiatr. 2012;70(5):373-80.

8

Protocolo FAST

Edson Luíz Fávero Júnior
Thiago Dias Baumgratz

Introdução

Não é de hoje que a ultrassonografia é uma ferramenta útil, oportuna e, quando disponível, capaz de orientar o atendimento de pacientes em qualquer situação crítica.

O uso dessa tecnologia para detecção de lesão abdominal por trauma foi descrito pela primeira vez por Kirstensen, em 1972. Mesmo com elevada sensibilidade para a detecção de lesão esplênica em traumas de abdome fechado, seu uso foi momentaneamente abandonado nos anos 1970 a 1980 e retomado apenas a partir de 1990, quando sua aplicação foi amplamente recomendada do cenário dos pacientes politraumatizados.

Desde então, inúmeras iniciativas popularizaram essa estratégia, propiciando o aumento de sua disponibilidade em ambientes de cuidado crítico. A diminuição dos custos de aquisição, a portabilidade dos equipamentos, a reprodutibilidade dos exames e os pouquíssimos efeitos colaterais aos pacientes contribuíram para expansão do seu uso.

Nos Estados Unidos, a adoção generalizada ocorre na década de 1990, por meio do protocolo Focused Assessment with Sonography in Trauma (FAST). Numerosos estudos demonstraram sensibilidades entre 85% e 96% e especificidades superiores a 98%. No subconjunto de pacientes hipotensos com trauma, a sensibilidade do exame FAST aproxima-se de 100%. Profissionais experientes realizam o exame FAST em menos de cinco minutos e seu uso diminui o tempo até a intervenção cirúrgica, o tempo de internação do paciente e a necessidade de realização de tomografia computadorizada e lavado peritoneal diagnóstico.

Recentemente, o protocolo Extended FAST (e-FAST) ganhou destaque por ser mais completo, ao ampliar a avaliação para as janelas torácicas. O e-FAST examina cada hemitórax em busca de hemotórax e pneumotórax.

Objetivo

O FAST foi desenvolvido para avaliar hemoperitônio e hemopericárdio. Considerando a alta prevalência de trauma abdominal, que é a terceira causa de morte por trauma no mundo, superada apenas por traumatismo cranioencefálico e trauma torácico, o diagnóstico precoce de hemoperitônio pelo uso dessa ferramenta permite o tratamento oportuno de uma das principais causas de morte evitável relacionada a trauma, se for detectada a tempo.

Técnica

Para melhor conduzir as avaliações, um transdutor de baixa frequência (3 MHz a 5 Mhz) é necessário para realização das quatro janelas preconizadas. Ao iniciar o exame FAST, são estabelecidas as quatro janelas: a janela hepatorrenal no quadrante superior direito, a janela esplenorrenal no quadrante superior esquerdo, a janela pericárdica na região subxifóidea e a janela pélvica, que é vista acima da sínfise do púbis em duas incidências (Figura 8.1).

É importante lembrar que o exame sempre será realizado com o paciente em decúbito zero, tendo em vista que, conforme as recomendações do atendimento ao trauma, o paciente deve permanecer com restrição de movimentação até o término da avaliação completa.

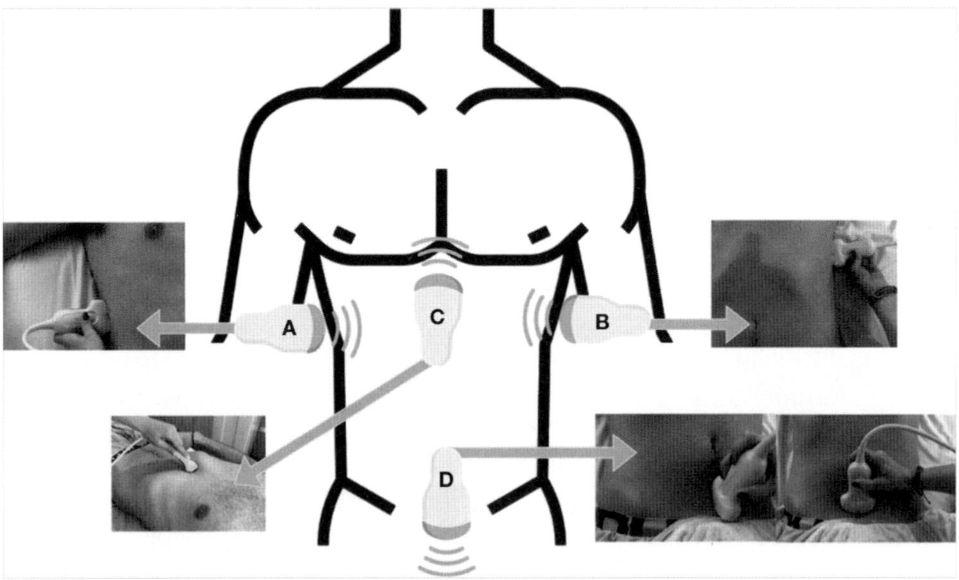

Figura 8.1. Pontos anatômicos para a realização do FAST. (**A**) janela peri-hepática. (**B**) janela periesplênica. (**C**) janela pericárdica. (**D**) janela pélvica em duas incidências. Fonte: American College of Surgeons. Advanced Trauma Life Support (ATLS) Student Manual. 10th. ed. Chicago: American College of Surgeons; 2018.

Vale ressaltar que a presença de hemoperitônio em janela não está especificamente ligada ao sangramento nesse local. Existem algumas lesões de órgãos sólidos que podem ser detectadas com segurança com ultrassom, embora esse não seja o objetivo principal do exame FAST.

Nas imagens ultrassonográficas, o líquido abdominal livre é visualizado como uma imagem anecoica (preta), que aparece em qualquer uma das janelas descritas. Os transdutores possuem um marcador de posição, que deve estar sempre orientado para a cabeça ou para o lado direito do paciente, dependendo do tipo de imagem desejada.

Para memorizar as janelas: os 4 "P" do FAST

Janela peri-hepática

Avalia o espaço hepatorrenal, o espaço de Morrison e a base pulmonar direita. É a mais sensível no diagnóstico de hemoperitônio e a imagem mais fácil de se obter, no sentido técnico, pois os referenciais anatômicos são facilmente visualizados no US.

Isso é feito colocando-se o transdutor ligeiramente à frente da linha axilar média direita, entre a sétima e a oitava margens costais. O marcador de posição deve estar orientado para a cabeça do paciente. É importante visualizar o diafragma para determinar a presença de um potencial hemotórax. Para a avaliação adequada dessa janela, é necessário movimentar o transdutor para cima ou para baixo ao longo do tronco do paciente, além de realizar movimentos de rotação para melhorar a visualização dentro do espaço intercostal.

Quando o paciente é magro, pode ser necessário posicionar o transdutor além da linha axilar, em região posterior, direcionando o feixe de ultrassom para a região anterior, na tentativa de melhorar a qualidade de imagem (Figura 8.2).

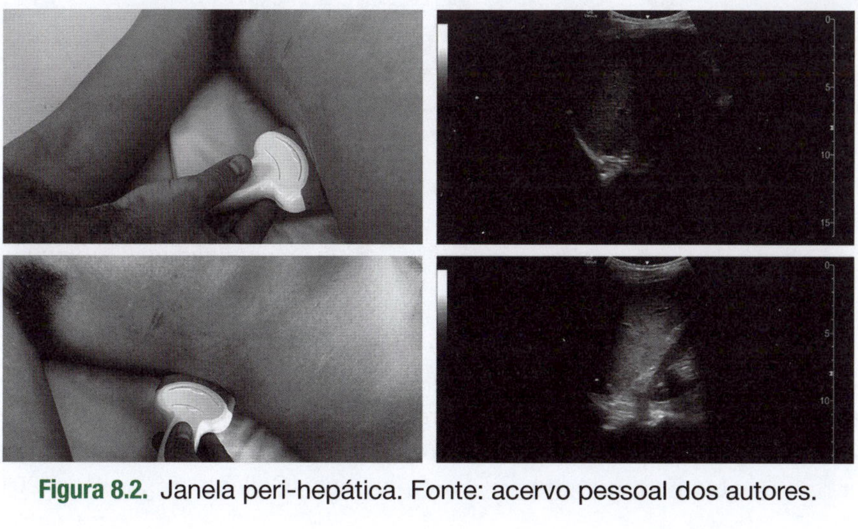

Figura 8.2. Janela peri-hepática. Fonte: acervo pessoal dos autores.

Janela periesplênica

Esse quadrante avalia o espaço esplenorrenal e utiliza o baço como janela acústica. Também visualiza a base pulmonar esquerda e as goteiras paracólicas ipsilaterais.

Isso é feito colocando-se o transdutor ao nível da linha axilar posterior, entre a sexta e a sétima margens costais. O marcador de posição deve ser orientado para a cabeça do paciente. Como referência, lembrar que, anatomicamente, o baço está mais posterior e mais cranial que o fígado. Assim como na janela direita, o diafragma deve estar localizado e é necessário mover o transdutor para cima ou para baixo ao longo do tronco do paciente para obter uma imagem melhor. Essa janela é a mais difícil tecnicamente de visualizar e pode ser necessário posicionar o transdutor em região mais posterior, além da linha hemiaxilar (Figura 8.3).

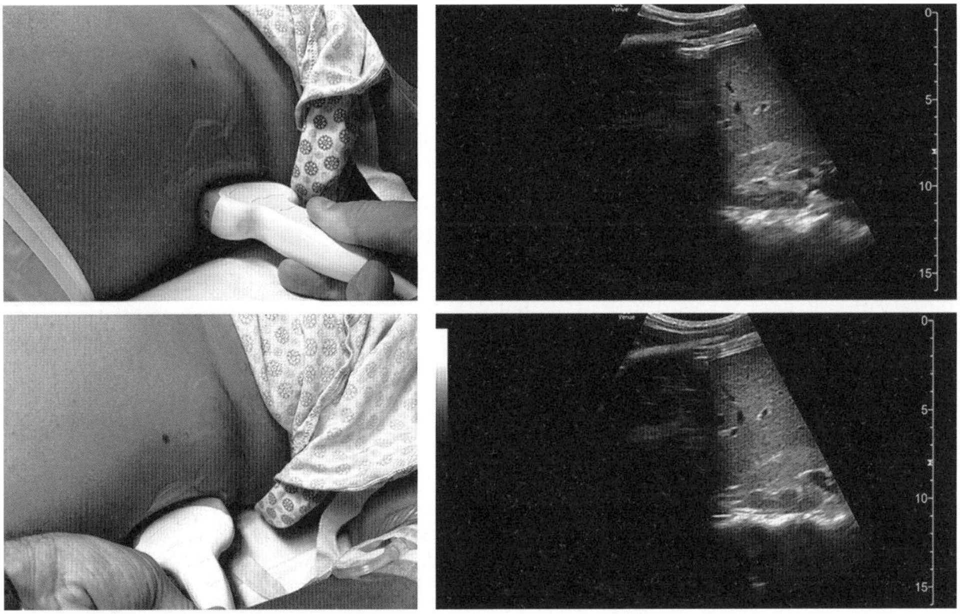

Figura 8.3. Janela periesplênica. Fonte: acervo pessoal dos autores.

Janela pericárdica

Avalia o pericárdio para detectar líquido no saco pericárdico e, no caso de parada circulatória por trauma, procura a presença de contratilidade cardíaca.

O transdutor é posicionado no nível subxifoide, utilizando o fígado como janela acústica para obter melhor resolução. O indicador deve ser posicionado no lado direito do paciente. Em algumas ocasiões, não é possível obter essa imagem (dor, distensão, má janela). Portanto, a imagem deve ser obtida a partir do meio do eixo paraesternal esquerdo.

Também pode ser necessário utilizar o transdutor setorial, mais específico para avaliação cardíaca, tendo em vista a qualidade de imagem e a dúvida diagnóstica.

Na Figura 8.4 a seguir, mostramos como posicionar o transdutor, usando um probe convexo, e a imagem a ser obtida quando usado o setorial. A diferença se dá pelo posicionamento do marcador. Como explicado anteriormente, se usamos a sonda convexa, marcador para a direita do paciente, mas, ao usarmos a sonda setorial, o marcador deve ser direcionado para a esquerda do paciente.

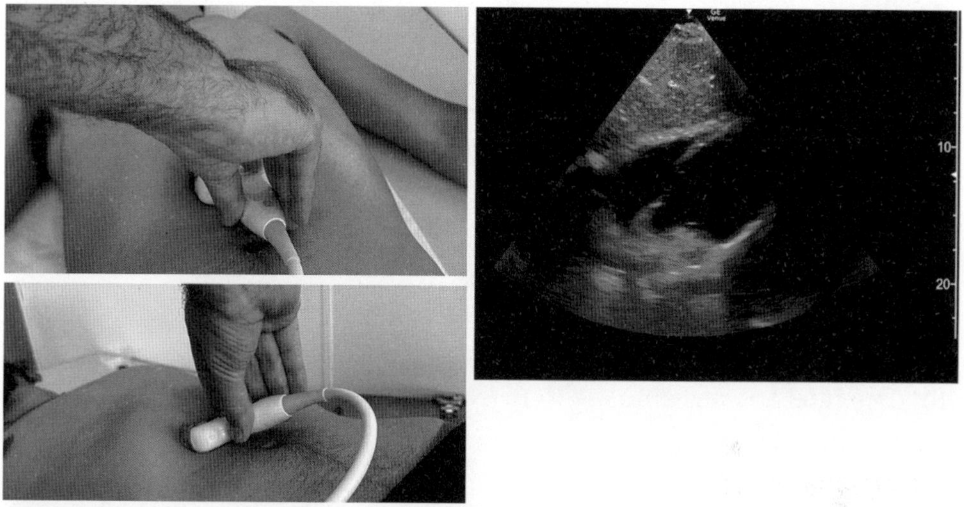

Figura 8.4. Janela pericárdica. A obtenção da imagem pode ser realizada tanto com a sonda convexa como com a setorial, sendo necessário ter atenção à orientação do transdutor. Fonte: acervo pessoal dos autores.

Janela pélvica

É usada para avaliar a presença de líquido livre em região pélvica, mas não descarta fraturas pélvicas, porque esse líquido pode ter origem em lesões de órgãos sólidos. Nas mulheres, também pode haver líquido na janela por motivos fisiológicos. A bexiga cheia é utilizada como janela ultrassonográfica, pois a ausência de urina não leva a resultados confiáveis.

Isso é feito posicionando-se o transdutor na região suprapúbica, devendo ser visualizado nos eixos sagital e coronal (indicador de posição voltado para a cabeça e, depois, para o lado direito do paciente), conforme se vê na Figura 8.5.

Por fim, devemos lembrar que o Protocolo FAST deve ser realizado de maneira rápida e assertiva, a fim de responder à pergunta "há líquido livre?"

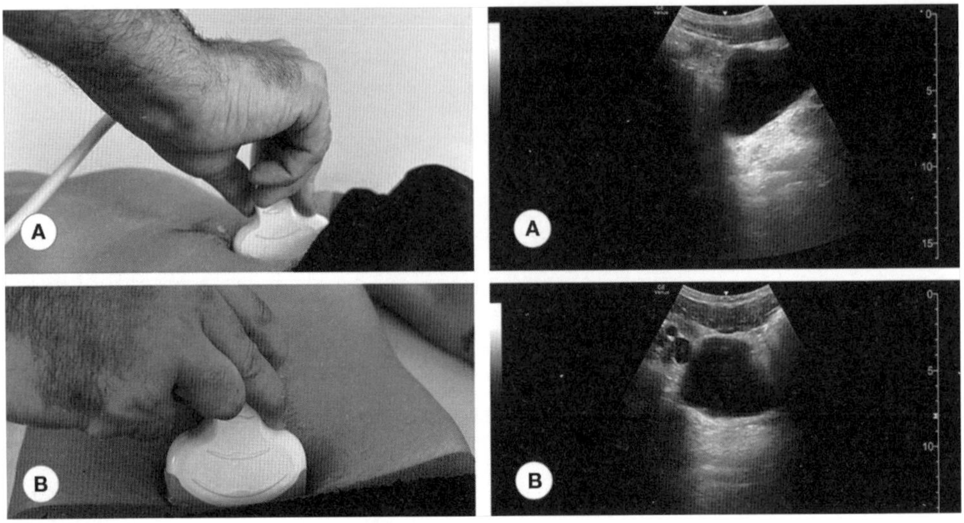

Figura 8.5. Janela pélvica. (**A**) Incidência sagital. (**B**) Incidência coronal. Fonte: acervo pessoal dos autores.

para cada janela avaliada e, assim, direcionar o tratamento do paciente na sala de emergência. A *expertise* na realização do FAST de forma rápida e objetiva será conquistada pelo profissional conforme realize avaliações repetidas nos atendimentos aos pacientes.

Bibliografias consultadas

American College of Surgeons. Advanced Trauma Life Support (ATLS) Student Manual. 10th. ed. Chicago: American College of Surgeons; 2018.

American College of Surgeons. Advanced Trauma Life Support Program for Doctors: Instructor Course Manual). 10th. ed. Chicago: American College of Surgeons; 2018.

Asher WM, Parvin S, Virgilo RW, Haber K. Echographic evaluation of splenic injury after blunt trauma. Radiology. 1976;118(2):411-5.

Kimura A, Otsuka T. Emergency center ultrasonography in the evaluation of hemoperitoneum: a prospective study. J Trauma. 1991;31(1):20-3.

Kristensen JK, Buemann B, Kühl E. Ultrasonic scanning in the diagnosis of splenic haematomas. Acta Chir Scand.1971;137(7):653-7.

9

Ultrassom na parada cardiorrespiratória

Fabio Joly Campos

Introdução

A parada cardiorrespiratória (PCR) em pacientes pediátricos é menos frequente que nos adultos e, apesar dos avanços no conhecimento, ainda é emergência médica com baixos índices de sucesso na ressuscitação cardiopulmonar (RCP), tanto em ambientes hospitalares quanto pré-hospitalares. Isso é especialmente notável em pacientes com ritmos não chocáveis, como atividade elétrica sem pulso ou assistolia, reforçando a necessidade de uma abordagem sistematizada nesses cenários.

Não há um protocolo específico para pediatria até o momento, mas já há orientação do uso desse recurso em adultos. A principal indicação do uso do US é nos ritmos não chocáveis, que representam cerca de 80% das paradas em pediatria.

Podemos dividir o uso do US na RCP em algumas etapas:

- Confirmação da parada cardiorrespiratória.
- Confirmação da efetividade da compressão torácica.
- Checagem de intervenções, avaliando se a ventilação é simétrica e qual é posição de cateter venoso central.
- Diagnóstico das causas reversíveis da parada.
- Avaliação hemodinâmica na fase de recuperação.

Apesar de ser uma ferramenta aplicável, ainda carece de evidências robustas que demonstrem sua eficácia na redução da mortalidade. As diretrizes de 2015 do ACLS da American Heart Association consideraram o uso do POCUS na PCR como classe IIb e as atualizações de 2020 mantiveram essas indicações.

O uso do POCUS durante a PCR deve ser rápido e objetivo, geralmente durante os períodos de checagem do pulso central, sem comprometer a RCP. A orientação é de que o líder da parada controle o tempo e o examinador tenha cerca de 10 segundos para a avaliação. Será usada a janela subcostal, permitindo que as manobras de RCP não sejam interrompidas. Como o tempo é curto, todo o aparelho já deve estar pronto para uso imediato. Serão usados os transdutores cardíaco (adulto ou pediátrico, a depender do tamanho do paciente) e linear na avaliação do pulmão. Na maioria dos estudos em adultos, o ecocardiograma usado na RCP é o transesofágico, mas, em pediatria, fazemos transtorácico por dois motivos: dificuldade de acesso a transdutor transesofágico e melhor qualidade da imagem na criança, permitindo-nos identificar corretamente as estruturas na janela subcostal, principalmente nos lactentes, sem necessidade do transesofágico.

Confirmação da parada cardiorrespiratória

Com o transdutor cardíaco posicionado na janela subcostal, incliná-lo até aparecimento das quatro câmaras. Para confirmarmos a parada, observaremos que não há movimentação das câmaras cardíacas, podendo haver, ainda, algum contraste espontâneo intracavitário. Veja, nas Figuras 9.1 e 9.2, a posição da mão no subcostal e a imagem subcostal.

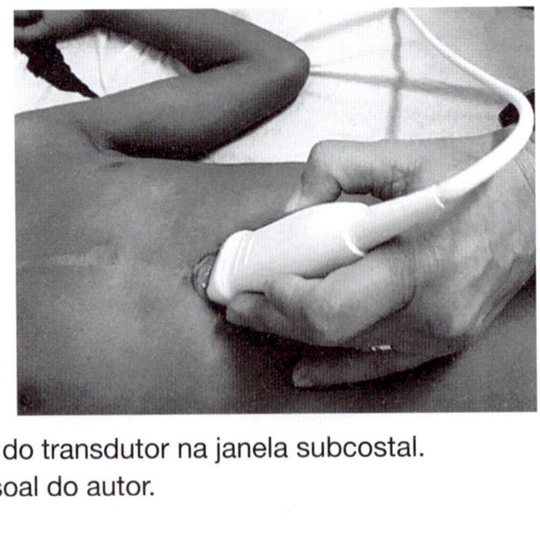

Figura 9.1. Posição do transdutor na janela subcostal.
Fonte: acervo pessoal do autor.

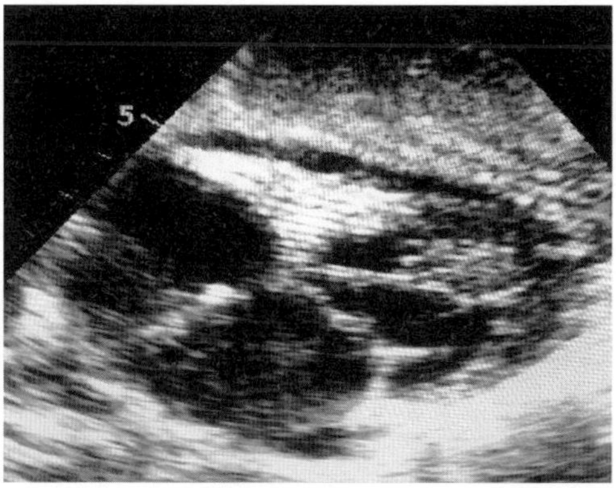

Figura 9.2. Imagem subcostal. Fonte: acervo pessoal do autor.

Confirmação da efetividade da compressão torácica

Ainda na janela subcostal para identificação de massagem cardíaca efetiva, avaliaremos a variação de diâmetro nas seguintes estruturas: ventrículo direito, ventrículo esquerdo e veia cava inferior. Quando a massagem é efetiva, há diminuição significativa dessas estruturas durante a compressão. Em pediatria, são necessários mais trabalhos para definirmos quanto exatamente devem variar essas medidas de diâmetro (Figura 9.3).

Checagem de intervenções

Para avaliarmos se a ventilação é simétrica, usaremos o transdutor linear e faremos o rastreamento de toda a porção anterior do tórax, buscando identificar o deslizamento pleural de forma simétrica. Podemos identificar diferença na amplitude entre o deslizamento nas porções superiores e inferiores, mas não podemos observar áreas sem deslizamento. Se isso ocorrer, atentar à intubação seletiva ou ao pneumotórax. Quanto ao cateter, podemos visualizar sua ponta no átrio direito ou com a injeção de contraste (salina agitada com pequena quantidade de ar) e sua chegada no átrio direito. Se o contraste não chegar, o cateter não está no sistema venoso.

Diagnóstico das causas reversíveis da parada

Por meio de ecocardiograma, é possível identificar se há pneumotórax, tromboembolismo pulmonar e tamponamento cardíaco.

- Pneumotórax: com transdutor linear, buscaremos se há deslizamento pleural, pois sua ausência sugere pneumotórax. A confirmação se dá

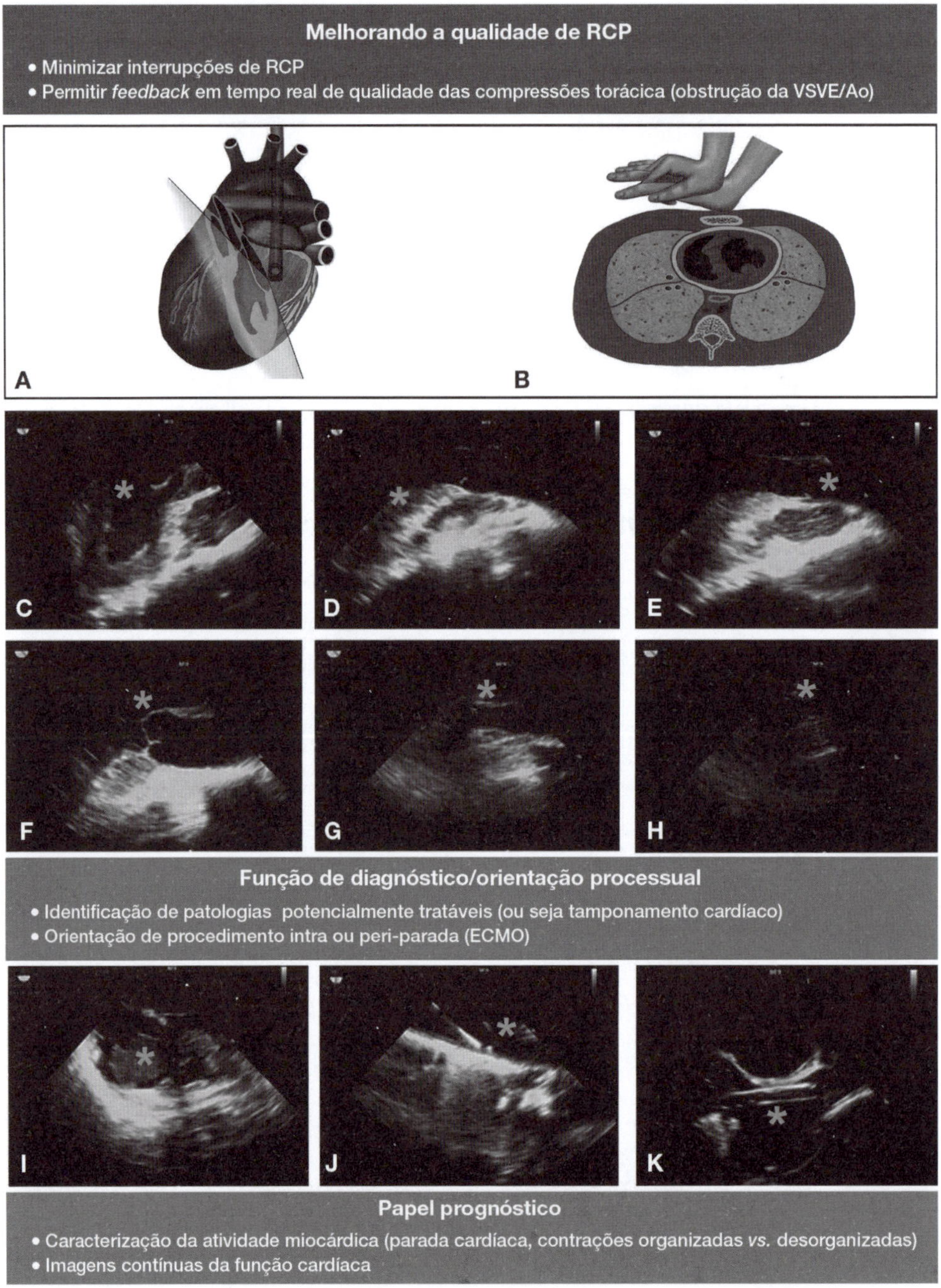

Figura 9.3. Uso do ecocardiograma transesofágico. Fonte: adaptada de Teran F, Prats MI, Nelson BP, Kessler R, Blaivas M, Peberdy MA *et al*. Focused Transesophageal Echocardiography during Cardiac Arrest Ressuscitation: JACC Review Topic of the Week. J Am Coll Cardiol. 2020;76(6):745-54.

com o uso do modo M no local onde não há deslizamento. No pneumotórax, some o sinal da praia e vemos o sinal da estratosfera.

- Tromboembolismo pulmonar: a alteração característica do tromboembolismo pulmonar que leva à parada cardiorrespiratória é um aumento importante das câmaras direitas. Como não há contração, não é possível avaliar o valor exato da pressão pulmonar.
- Tamponamento cardíaco: é possível identificar facilmente o derrame pericárdico na janela subcostal, na qual encontramos líquido (hipoecoico) ao redor do coração, com colapso de átrio direito e, possivelmente, do ventrículo direito também. É importante lembrar que, se a instalação do derrame for rápida, não há necessariamente um volume grande de líquido.

Avaliação hemodinâmica na fase de recuperação

Após a recuperação da PCR, o ultrassom nos permitirá avaliar o débito cardíaco e seus determinantes: pré-carga (fluido-responsividade), contratilidade e pós-carga, possibilitando um tratamento direcionado e mais efetivo.

A maneira de fazer essa avaliação será discutida em capítulo específico. É importante lembrar que, na criança, há mais variação nos perfis hemodinâmicos e dados apenas de exame físico não nos permitem identificar exatamente o que está acontecendo.

Concluindo, apesar de poucos estudos em pediatria e da necessidade de um protocolo para melhor desempenho e para padronização, o ultrassom pode ser considerado uma importante ferramenta na condução da ressuscitação cardiopulmonar. A baixa incidência de PCR na população pediátrica não permitiu, até aqui, maior quantidade de estudos específicos e representativos sobre esse assunto.

Bibliografias consultadas

Connolly JA, Dean AJ, Hoffmann B, Jarman RD. Emergency Point-of-Care Ultrasound. Chichester, UK: John Wiley & Sons, Ltd; 2017.

Labovitz AJ, Noble VE, Bierig M, Goldstein SA, Jones R, Kort S et al. Focused cardiac ultrasound in the emergent setting: a consensus statement of the American Society of Echocardiography and American College of Emergency Physicians. J Am Soc Echocardiogr. 2010;23(12):1225-30.

Teran F, Prats MI, Nelson BP, Kessler R, Blaivas M, Peberdy MA et al. Focused Transesophageal Echocardiography during Cardiac Arrest Ressuscitation: JACC Review Topic of the Week. J Am Coll Cardiol. 2020;76(6):745-54.

Wong A, Vignon P, Robba C. How I use ultrasound in cardiac arrest. Intensive Care Med. 2023;49(12):1531-4.

10

Procedimentos guiados por ultrassom – acesso venoso central e periférico

Marcela Preto Zamperlini
Daniel Cruz de Abreu
Marcela Gravelle Vieira

Introdução

A cateterização venosa em pacientes pediátricos é uma habilidade crucial para os profissionais de saúde, que atuam no departamento de emergência e nas unidades de terapia intensiva. A combinação de vários fatores – pequeno calibre dos vasos, movimentação da criança, "excesso" de tecido adiposo nos bebês e quadros de desidratação – pode dificultar ou até impossibilitar o sucesso na obtenção de um acesso venoso, mesmo por profissionais mais experientes. O uso do ultrassom *point-of-care* tem mostrado aumento nas taxas de sucesso na obtenção tanto de acesso venoso central quanto de acesso venoso periférico. De fato, recomendações atuais da Agency for Healthcare Research and Quality sugerem que a cateterização central guiada por ultrassom seja um procedimento padrão em todas as instituições.

Anatomia e fisiologia

As veias diferem das artérias pelo fato de possuírem paredes mais finas, serem mais facilmente compressíveis e não terem pulsação. Além disso, as veias sofrem distensão quando submetidas a manobras que impedem o retorno venoso, como a aplicação de um torniquete ou a manobra de Valsalva, enquanto o diâmetro das artérias permanece relativamente constante em resposta a essas manobras (Figura 10.1).

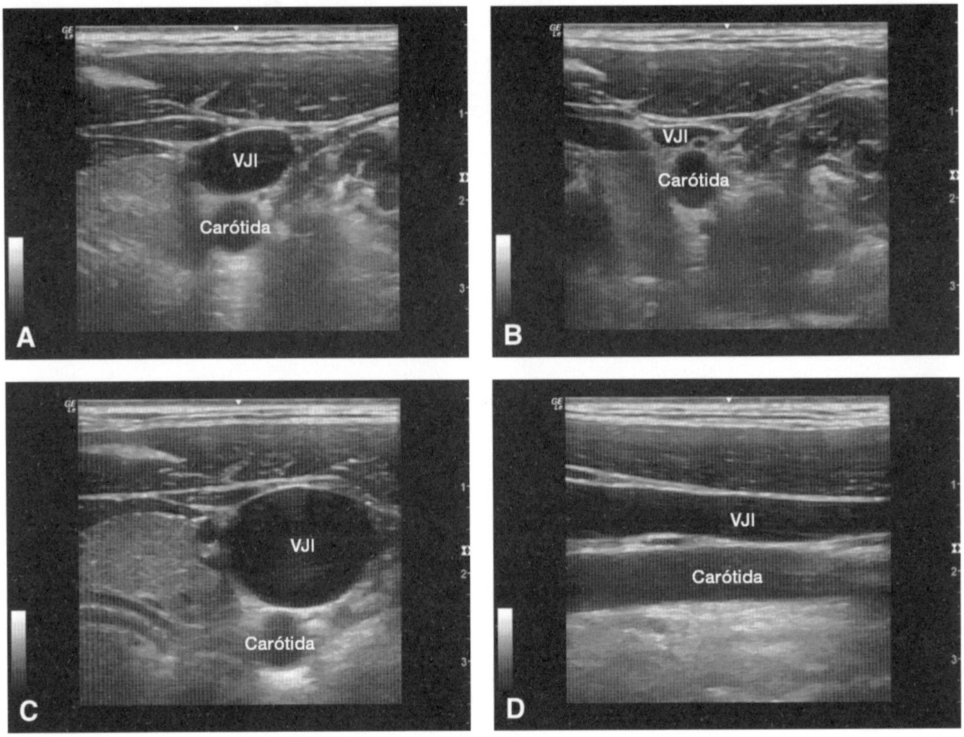

Figura 10.1. (**A**) Visualização da veia jugular interna (VJI) e da artéria carótida no eixo transversal. (**B**) VJI comprimida pela pressão do transdutor. (**C**) VJI distendida após manobra de Valsalva. (**D**) Visualização da VJI e da artéria carótida no eixo longitudinal. Fonte: acervo pessoal dos autores.

Embora uma localização-padrão possa ser descrita para a maioria das veias calibrosas, existe grande variabilidade anatômica entre os indivíduos. A visualização das veias por ultrassom remove o componente "cego" da punção, aumentando as chances de sucesso. Estudos demonstraram que, em aproximadamente 6% dos pacientes, a veia jugular interna estava trombosada, ausente ou inesperadamente menor em um dos lados. Além disso, a veia pode estar lateralizada no pescoço mais do que o esperado e em 10% das crianças ela corre anteriormente à artéria carótida.

Outro conceito ultrassonográfico importante é do fluxo Doppler, que pode ser audível e visual dependendo do equipamento utilizado. Fluxos venosos geram um padrão uniforme associado a um som de estática, enquanto fluxos arteriais possuem uma qualidade pulsátil bem definida (Figura 10.2). Ao modo *color* Doppler, é possível diferenciar a direção do fluxo, usualmente adquirindo cor vermelha quando se aproxima do transdutor e cor azul quando se afasta dele (Figura 10.3). É importante ressaltar que o mesmo vaso pode apresentar a cor azul ou vermelha, a depender da posição do transdutor (Vídeo 10.1 e

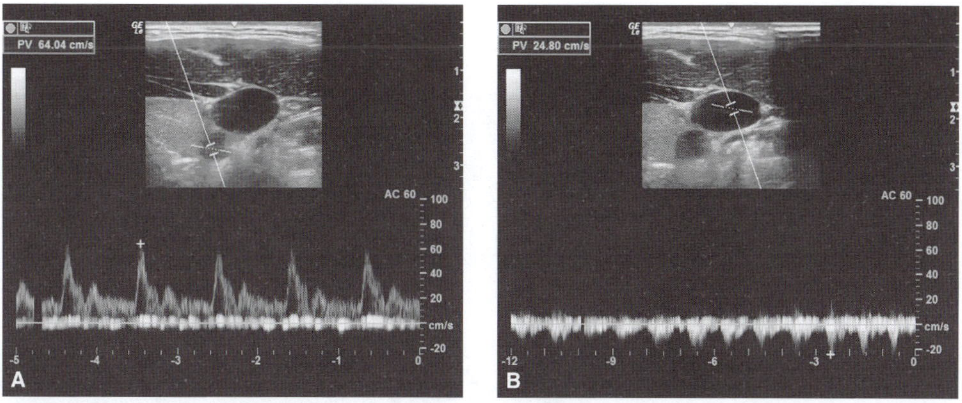

Figura 10.2. Visualização dos vasos no modo Doppler. (**A**) Fluxo arterial. (**B**) Fluxo venoso. Fonte: acervo pessoal dos autores.

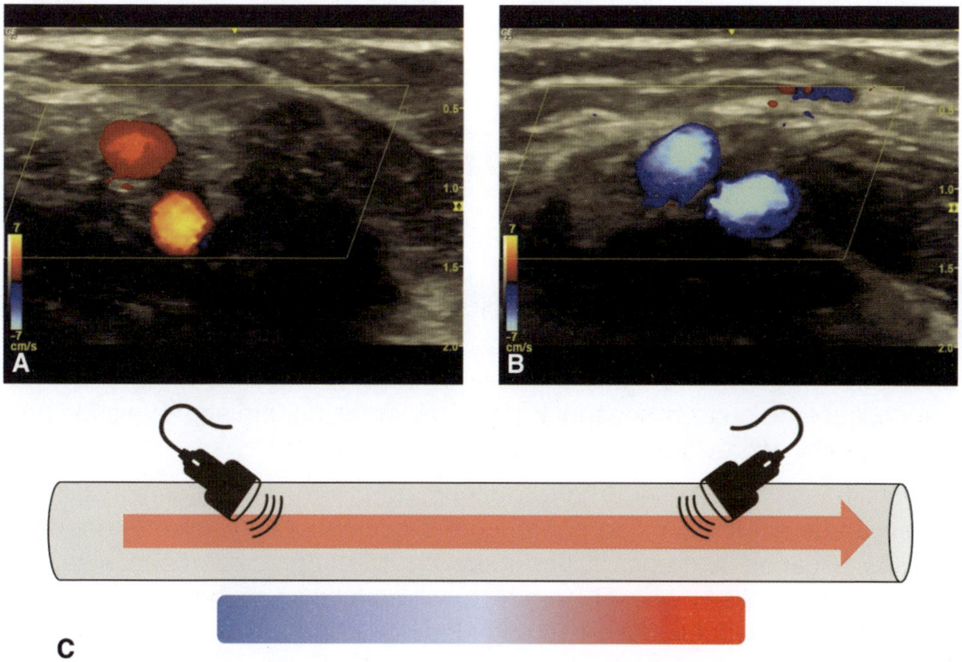

Figura 10.3. Visualização dos vasos no modo *color Doppler*. O mesmo vaso pode apresentar cores diferentes, a depender da posição do transdutor. (**A**) Fluxo na direção do transdutor. (**B**) Fluxo se afastando do transdutor. (**C**) Representação esquemática da mudança no padrão de cores de acordo com a direção do fluxo sanguíneo no modo *color* Doppler. Fonte: acervo pessoal dos autores.

Vídeo 10.2). A visualização bidimensional da veia provou-se superior ao fluxo Doppler isoladamente na facilitação do acesso venoso central, porém a utilização do fluxo Doppler como um recurso adjuvante à visualização bidimensional fornece a confirmação de que o alvo é uma veia, em vez de uma artéria.

Material complementar

Vídeo 10.1 Fluxo se afastando do transdutor.		Escaneie o QR-CODE ou clique nele para acessar o material.	

Vídeo 10.2 Fluxo se aproximando do transdutor.		Escaneie o QR-CODE ou clique nele para acessar o material.	

Indicações

O acesso venoso guiado por ultrassom pode ser indicado em qualquer situação em que se espera uma dificuldade na obtenção do acesso venoso e há disponibilidade de um profissional familiarizado com o uso do ultrassom bidimensional. O posicionamento do cateter central com base nos marcos anatômicos pode ser prejudicado pela seleção inadvertida de um vaso pequeno, ausente ou trombosado. Esses problemas podem ser revelados pela insonação local prévia e, portanto, podem ser evitados.

O ultrassom pode ser uma ferramenta adjuvante valiosa para auxiliar na obtenção de acesso venoso periférico em pacientes criticamente doentes, obesos, usuários de drogas ilícitas injetáveis, portadores de doenças de pele (p. ex., epidermólise bolhosa), com histórico de dificuldade de acesso venoso ou até mesmo naqueles que não possuem veias visíveis ou palpáveis.

Equipamentos

- Ultrassom bidimensional.
- Transdutor linear.
- Gel para ultrassom.
- Material-padrão para acesso venoso central ou periférico.

Procedimento

O primeiro passo na abordagem de um acesso venoso guiado por ultrassom é o posicionamento do paciente e do profissional que realizará o procedimento. O paciente deve ser posicionado na maca, realizando-se os ajustes que forem necessários para a otimização da visualização do vaso. No caso de acessos venosos periféricos, a utilização de garrotes ajuda a tornar o vaso mais facilmente visível. Já em acessos venosos centrais, pode ser necessário a utilização de coxins para alinhar as estruturas. O profissional que fará a punção deve estar posicionado de forma confortável e, idealmente, a tela do aparelho de ultrassom deve ficar em seu campo de visão direto, evitando-se que ele necessite realizar movimentos laterais com a cabeça durante o procedimento (Figura 10.4).

Uma vez que estejam todos posicionados, o próximo passo é localizar as estruturas anatômicas e identificá-las. O gel é aplicado no local do sítio desejado de punção e o profissional inicia a varredura com o ultrassom. As veias podem ser visualizadas em duas dimensões – o eixo curto (transversal) e o eixo longo (longitudinal). Para alternar entre essas visualizações, basta rotacionar o transdutor em 90°. Em seguida, pode-se fazer a confirmação da visualização da veia, aplicando-se sobre ela uma leve pressão com o transdutor. De modo geral, as veias são estruturas compressíveis e não possuem pulsação, enquanto as artérias não são compressíveis e apresentam pulsação (Vídeo 10.3 e Vídeo 10.4). Entretanto, é importante ressaltar que, em bebês e crianças pequenas, as artérias também podem ser compressíveis. Porém, mesmo havendo o colabamento, é possível visualizar a presença de pulsação.

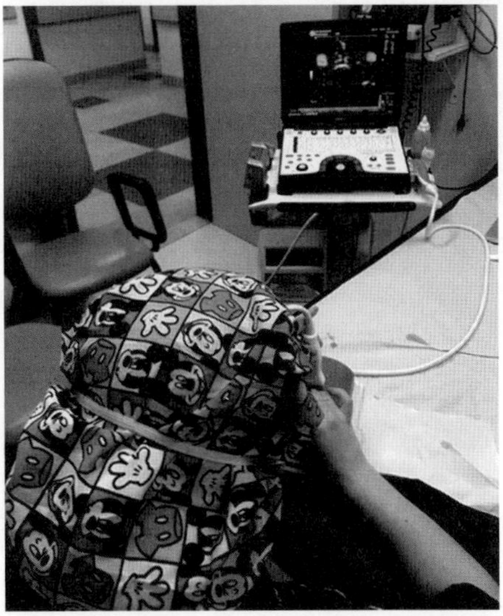

Figura 10.4. O aparelho de ultrassom deve estar no campo de visão direta do profissional que realizará a punção. Fonte: acervo pessoal dos autores.

Material complementar

Vídeo 10.3 **Artérias possuem característica pulsátil e não compressível.**		Escaneie o QR-CODE ou clique nele para acessar o material.

Vídeo 10.4 **Veias possuem característica compressível e não pulsátil.**		Escaneie o QR-CODE ou clique nele para acessar o material.

A escolha do melhor sítio de punção deve levar em consideração a integridade do vaso avaliado em termos de patência, compressibilidade, espessura da parede e presença de fluxo ao modo *color* Doppler. Um vaso inadequado para punção pode evidenciar pouca compressibilidade e presença de reflexo hiperecogênico em seu interior ou em sua parede. Além disso, vasos com trajetos sinuosos ou irregulares, com bifurcações ou flexões repentinas e com evidência de válvulas, podem dificultar a progressão do cateter após a canulação. Dessa forma, o mapeamento do sistema venoso em torno da área anatômica escolhida é fundamental para o sucesso do procedimento.

Para a obtenção de um acesso venoso central, os seguintes critérios podem ser considerados na escolha do melhor sítio de punção:

- Tamanho da veia (diâmetro interno).
- Profundidade da veia em relação à superfície da pele.
- Variações do diâmetro da veia com a respiração.
- Influência da pulsação de artérias adjacentes no diâmetro da veia.
- Proximidade com estruturas não vasculares que possam ser lesionadas (pleura, nervo e artéria).
- Conveniência da localização do sítio de punção para cuidados com o acesso.

Após identificar o vaso escolhido para a punção, o profissional deve centralizá-lo na tela e realizar os ajustes necessários para otimizar a sua visualização. Em seguida, o excesso de gel deve ser removido para facilitar a inserção da agulha. O procedimento pode então ser realizado utilizando-se a abordagem pelo eixo curto (transversal) ou pelo eixo longo (longitudinal) (Figura 10.5 e Figura 10.6).

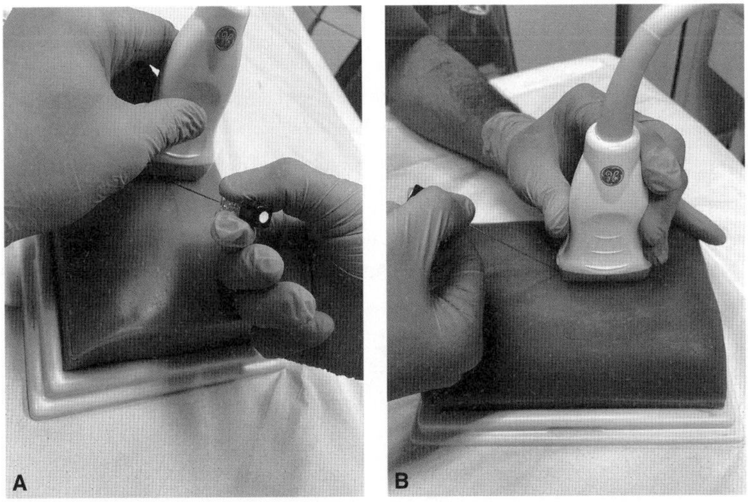

Figura 10.5. (**A**) Abordagem pelo eixo curto (transversal). (**B**) Abordagem pelo eixo longo (longitudinal). Fonte: acervo pessoal dos autores.

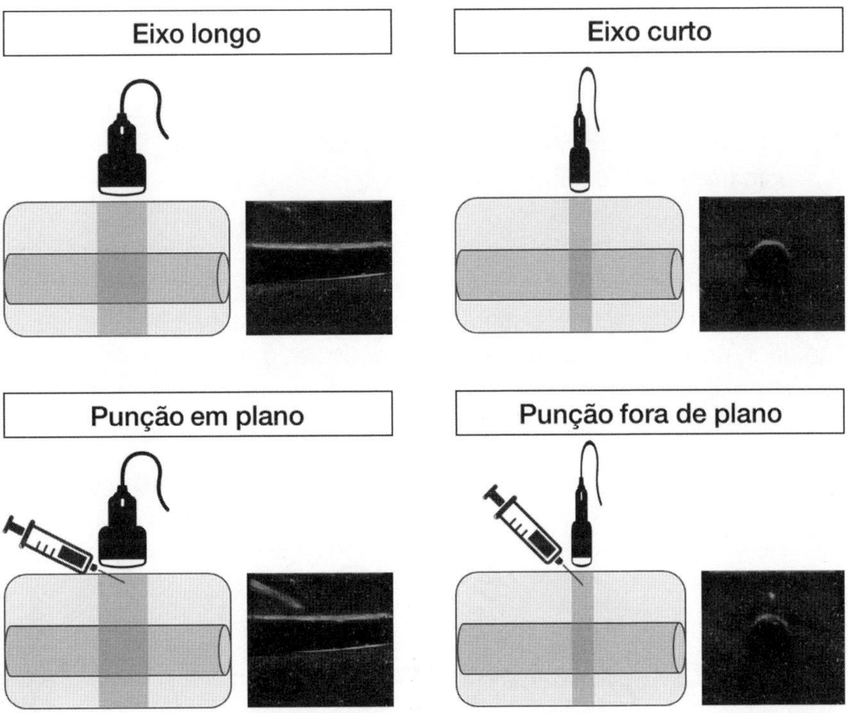

Figura 10.6. Com relação ao eixo do vaso, a abordagem pode ser longitudinal ou transversal. Já em relação ao eixo da agulha, a punção pode ser feita sob visualização direta (em plano) ou indireta (fora de plano). Fonte: acervo pessoal dos autores.

Também chamada de "eixo curto" ou "*out-of-plane*", na técnica de abordagem transversal, o transdutor é posicionado transversalmente ao vaso e a agulha é inserida de forma perpendicular, formando um ângulo de 45° com o maior eixo do transdutor. A distância ideal entre o local da punção e o transdutor é a mesma da profundidade do vaso, isto é, se o vaso estiver a uma profundidade de 1 cm, a punção deve ser realizada a uma distância de 1 cm do transdutor (Figura 10.7). Devido à imprecisão desse método, outra maneira de realizar a punção utilizando a abordagem pelo eixo curto é pela progressão sequencial do transdutor e da agulha. Nesse método, a ponta da agulha vai sendo visualizada à medida que se avança com o transdutor, até que ela esteja dentro do vaso (Figura 10.8 e Vídeo 10.5).

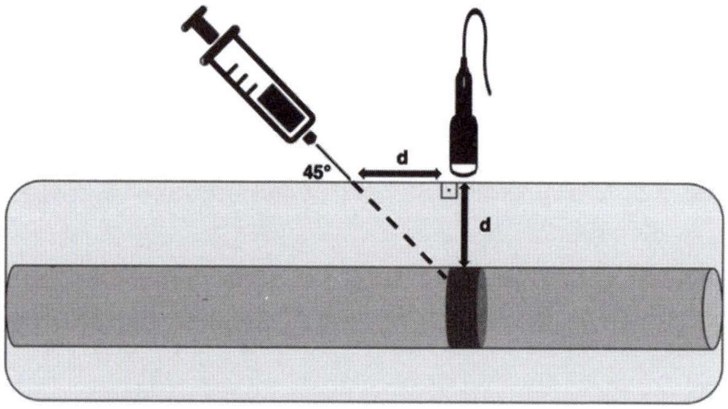

Figura 10.7. Ponto de inserção da agulha na técnica transversal.
Fonte: acervo pessoal dos autores.

Também chamada "eixo longo" ou "*in-plane*", na técnica de abordagem longitudinal, o transdutor é posicionado longitudinalmente ao vaso e a agulha é inserida pela face lateral do transdutor, com uma angulação que dependerá da profundidade do vaso. Utilizando esse método, a agulha é visualizada durante toda a punção até atingir o vaso, podendo ser identificada na tela como uma linha hiperecoica (Figura 10.9 e Vídeo 10.6).

Material complementar

Vídeo 10.5 **Punção utilizando a estratégia da progressão sequencial do transdutor e da agulha.**		Escaneie o QR-CODE ou clique nele para acessar o material.	

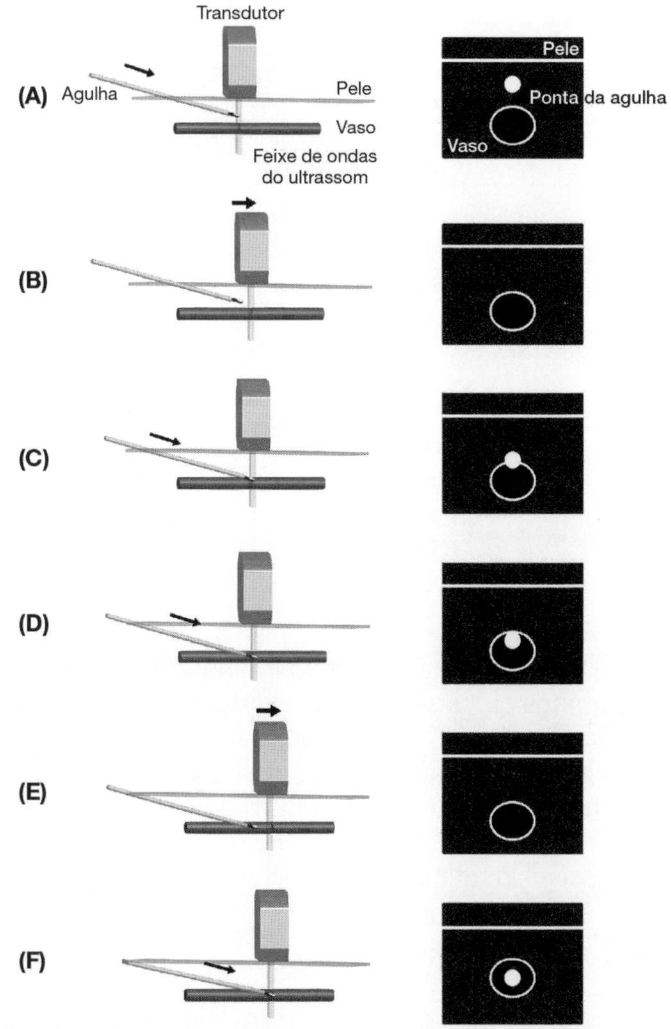

Figura 10.8. Punção utilizando a técnica de progressão sequencial do transdutor e da agulha. Nesse modo, avança-se com a agulha até que a sua ponta seja visualizada na tela. Em seguida, avança-se com o transdutor até que a ponta desapareça. Esses pequenos movimentos sequenciais devem ser repetidos até que a ponta da agulha seja visualizada no interior do vaso.
Fonte: Nakayama Y, Takeshita J, Nakajima Y, Shime N. Ultrasound-guided peripheral vascular catheterization in pediatric patients: a narrative review. Crit Care;24(1):592.

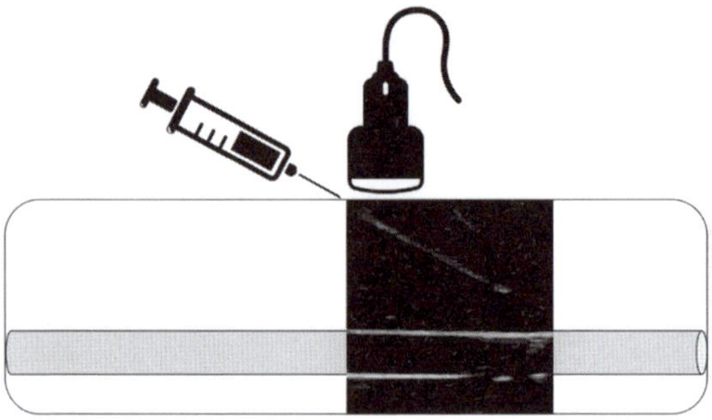

Figura 10.9. Inserção da agulha na abordagem longitudinal.
Fonte: acervo pessoal dos autores.

Material complementar

Vídeo 10.6 Punção utilizando a abordagem longitudinal.		Escaneie o QR-CODE ou clique nele para acessar o material.	

Uma vez visualizada a ponta agulha no interior do vaso e observado sangue refluindo na seringa ou seu preenchimento no capilar do cateter, o transdutor deve ser deixado de lado e o procedimento deve continuar de acordo com a técnica-padrão. Após a introdução do fio-guia, é recomendado confirmar se esse dispositivo se encontra dentro do vaso antes de progredi-lo. Para isso, pode-se realizar a insonação por meio do eixo longitudinal do vaso e verificar se é possível identificar o fio-guia em seu interior.

Complicações

Não há descrição de complicações diretamente relacionadas ao uso do ultrassom para guiar a passagem do acesso venoso. O risco de complicações inerentes ao procedimento – hematoma, punção inadvertida de artérias ou nervos e canulacão malsucedida – é significativamente reduzido com o uso do ultrassom. Além disso, a utilização dessa ferramenta encurta o tempo para o sucesso da punção e reduz os custos do procedimento.

Conselhos e armadilhas

O uso incorreto do ultrassom pode dificultar a visualização das estruturas vasculares. A seguir, são discutidos alguns problemas comuns, que podem ser encontrados durante a punção venosa guiada, e a forma como podemos evitá-los.

- Não realizar os ajustes necessários de ganho e profundidade: alguns aparelhos possuem predefinições para os ajustes da visualização de vasos. Dependendo da predefinição escolhida, vasos mais profundos podem não ser visualizados. Além disso, a falta ou o excesso de ganho podem comprometer a visualização da imagem e confundir a identificação correta das estruturas. Ao escolher uma predefinição, sempre faça a varredura e os ajustes de ganho e de profundidade conforme necessário.
- Aplicar muita pressão com o transdutor pode colapsar a veia e impossibilitar sua visualização, especialmente em bebês.
- Transfixação do vaso durante a punção pela abordagem transversal: a utilização dessa técnica aumenta a chance de sucesso da punção, mas, para que isso ocorra, é necessário sempre saber onde está a ponta da agulha. Uma dificuldade que pode ser encontrada com essa técnica é visualizar um ponto hiperecoico no interior do vaso sem que haja refluxo de sangue no capilar ou na seringa. Isso pode ocorrer pois o ultrassom não diferencia a ponta da agulha de seu corpo. Logo, se houver transfixação do vaso, o ultrassom continuará identificando o corpo da agulha e uma estrutura hiperecoica aparecerá na tela (Figura 10.10 e Vídeo 10.7).
- Não visualização da agulha durante a punção pela abordagem longitudinal: nessa técnica, uma dificuldade encontrada pode ser a não visualização da agulha entrando na pele. Isso pode ocorrer se a agulha não for introduzida exatamente abaixo do feixe de ondas do transdutor, ficando fora de plano (Figura 10.11).

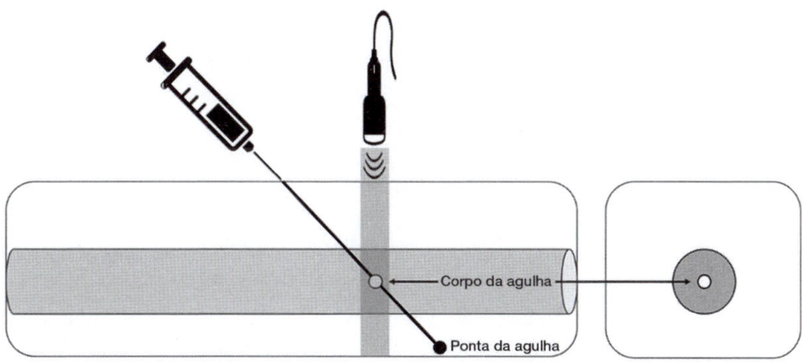

Figura 10.10. Se houver transfixação do vaso com a agulha, o ultrassom continuará identificando o corpo da agulha como um ponto hiperecoico. Fonte: acervo pessoal dos autores.

Material complementar

Vídeo 10.7 Transfixação do vaso durante a punção utilizando a abordagem transversal.		Escaneie o QR-CODE ou clique nele para acessar o material.	

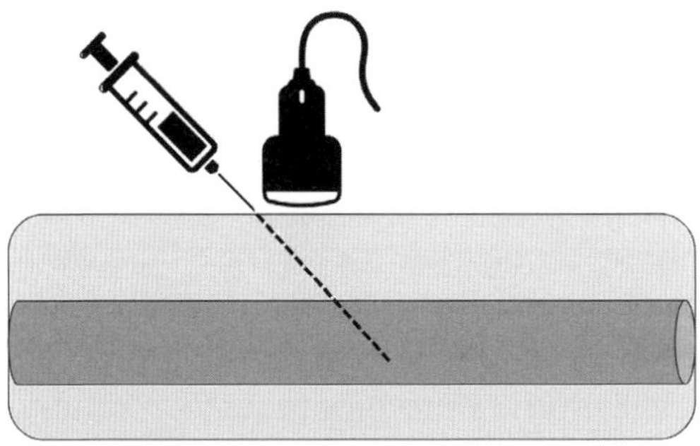

Figura 10.11. Se a agulha estiver fora do plano do transdutor, não será possível visualizá-la na tela. Fonte: acervo pessoal dos autores.

Bibliografias consultadas

Abboud PAC, Kendall JL. Ultrasound guidance for vascular access. Emerg Med Clin North Am. 2004;22(3):749-73.

Adhikari S, Blaivas M. The Ultimate Guide to Point-of-Care Ultrasound-Guided Procedures. Berlin: Springer International Publishing; 2020.

Alderson PJ, Burrows FA, Stemp LI, Holtby HM. Use of ultrasound to evaluate internal jugular vein anatomy and to facilitate central venous cannulation in paediatric patients. Br J Anaesth. 1993;70(2):145-8.

Boulet N, Muller L, Rickard CM, Lefrant JY, Roger C. How to improve the efficiency and the safety of real-time ultrasound-guided central venous catheterization in 2023: a narrative review. Ann. Intensive Care. 2023;13(1):46.

Denys BG, Uretsky BE. Anatomical variations of internal jugular vein location: impact on central venous access. Grit Carr NG2. 1991;19:1516-9.

Hind D, Calvert N, McWilliams R, Davidson A, Paisley S, Beverley C et al. Ultrasonic locating devices for central venous cannulation: meta-analysis. BMJ. 2003;327(7411):361.

Nakayama Y, Takeshita J, Nakajima Y, Shime N. Ultrasound-guided peripheral vascular catheterization in pediatric patients: a narrative review. Crit Care;24(1):592.

Shojania KG, Duncan BW, McDonald KM, Wachter RM, Markowitz AJ. Making health care safer: a critical analysis of patient safety practices. Evid Rep Technol Assess (Summ). 2001;43:1-668.

Spencer TR, Pittiruti M. Rapid Central Vein Assessment (RaCeVA): A systematic, standardized approach for ultrasound assessment before central venous catheterization. J Vasc Access. 2019;20(3):239-49.

11

Procedimentos guiados por ultrassom – toracocentese

Marcela Preto Zamperlini
Daniel Cruz de Abreu
Marcela Gravelle Vieira

Introdução

A utilização do ultrassom para diagnóstico de derrames pleurais consiste em uma ferramenta eficaz, devido à superior acurácia em comparação ao exame físico e à radiografia de tórax. Além disso, o ultrassom também pode ser utilizado para estimar o volume do derrame e guiar a toracocentese, quando indicada.

A punção torácica guiada por ultrassom está relacionada a uma diminuição das taxas de complicações, como hemotórax e pneumotórax, se comparado com a técnica às cegas, diminuindo custos e tempo de permanência dos pacientes no hospital.

Anatomia

O derrame pleural é uma coleção líquida, dependente da gravidade, que se acumula entre a pleura parietal e a pleura visceral. Artérias intercostais, veias e nervos correm pela borda inferior das costelas para suprimento das estruturas superficiais: costelas, músculos intercostais e pleura parietal.

Em pacientes com respiração espontânea, a posição sentada é recomendada para realização da toracocentese, utilizando abordagem acima da nona costela para evitar a entrada na cavidade abdominal ou retroperitoneal.

Nos pacientes que necessitam de sedação ou que estejam em ventilação mecânica, a posição supina é recomendada. Nesse caso, o líquido tende a acumular mais posteriormente e a abordagem lateral deve ser utilizada para a punção.

Com o transdutor verticalmente posicionado, o derrame aparece como um conteúdo anecoico entre as pleuras parietal e visceral (Figura 11.1). A linha hiperecogênica do diafragma deve ser usada como marcador anatômico para confirmar que a coleção está dentro da cavidade torácica. O ponto exato de introdução da agulha deve ser escolhido com base no local de maior acúmulo de líquido, ou seja, com a maior distância entre as pleuras parietal e visceral, o mais distante possível do pulmão, do diafragma e de outros órgãos.

Indicações

A toracocentese pode ser realizada para fins diagnósticos e terapêuticos. A toracocentese terapêutica está indicada em derrames pleurais com volumes moderado a grande e/ou em casos que esteja associado ao comprometimento respiratório. Pacientes com derrame pleural que não respondem à terapia conservadora também podem ser candidatos à punção. Toracocentese diagnóstica está indicada em derrames pleurais de aparecimento agudo, com etiologia a elucidar.

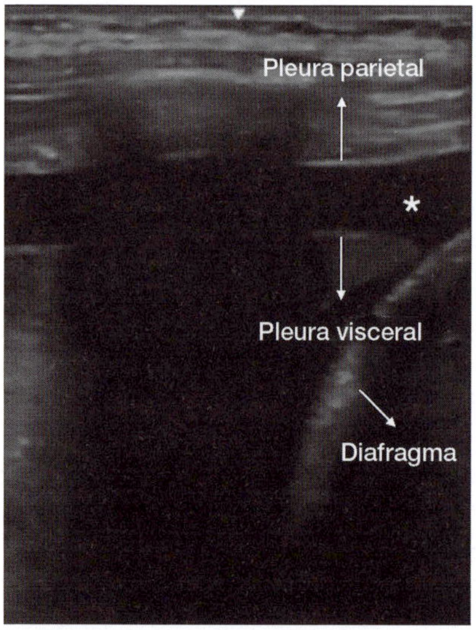

Figura 11.1. Utilização do ultrassom para diagnóstico de derrames pleurais. *: Derrame pleural. Fonte: acervo pessoal dos autores.

Contraindicações

Parâmetros anormais de coagulação são frequentemente citados como contraindicações à toracocentese, com valores de corte de INR (*International normalized ratio*) maior que 1,6 ou plaquetas menores que 50.000 por microlitro. No entanto, existe evidência de que a punção nessas circunstâncias não está associada a um aumento significativo de sangramento. De qualquer forma, o risco-benefício do procedimento deve ser pesado, particularmente naqueles pacientes com coagulopatias.

A punção em locais de pele com celulite ou herpes-zóster está contraindicada. Cuidado adicional deve ser tomado na punção de pacientes em ventilação mecânica, pois o risco de pneumotórax é aumentado nesse cenário.

Equipamentos

- Ultrassom bidimensional.
- Transdutor linear ou curvilíneo.
- Capa estéril para o transdutor.
- Gel para ultrassom.
- Agulha, seringa e tubo coletor.

Procedimento

Antes de iniciar o procedimento é interessante, discutir os riscos e os benefícios com o paciente e com seus familiares, além de obter o consentimento informado. O procedimento pode ser realizado com o paciente em posição sentada ou supina, a depender das condições clínicas e do conforto.

Após posicionamento do paciente, com o transdutor em posição longitudinal, identifica-se a área de maior acúmulo de líquido, medindo a distância entre pleura parietal e pleura visceral, e faz-se uma marcação na pele. O local de punção deve estar sempre um espaço intercostal acima do ponto máximo que o diafragma atinge no final da expiração (Figura 11.2).

Se houver necessidade de qualquer modificação na posição do paciente, o ultrassom deve ser repetido, pela possibilidade de mudança na localização do líquido.

O restante do procedimento deve ser realizado com técnica estéril, para evitar infeção. A pele é preparada com solução de clorexidina ou iodada e o campo estéril deve ser aplicado. Depois, anestesia local é aplicada. Em pediatria, deve-se sempre considerar a possibilidade de sedação para maior conforto e para maior garantia de colaboração do paciente. O transdutor é então coberto com capa estéril e colocado no local da marcação em posição

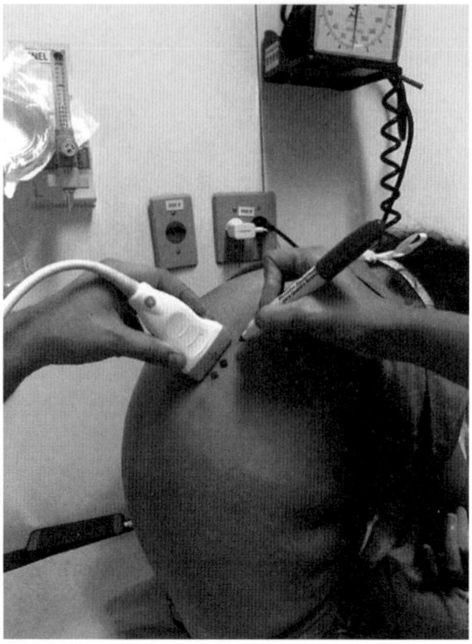

Figura 11.2. Marcação do local de punção. Fonte: acervo pessoal dos autores.

transversal, para uma abordagem de punção "*in-plane*", com a introdução da agulha de forma paralela ao transdutor, evitando tocar o feixe vasculonervoso que passa na borda superior da costela inferior (Figura 11.3).

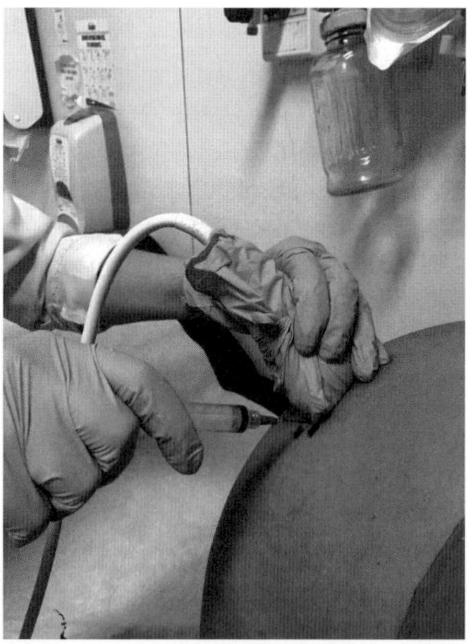

Figura 11.3. Introdução da agulha no eixo longo. Fonte: acervo pessoal dos autores.

A agulha deve ser visualizada desde sua penetração na pele até chegar à coleção fluídica. Uma vez na localização correta, o cateter deve ser avançado por sobre a agulha, a qual deve ser retirada. O tubo de toracocentese é então conectado ao cateter. Após coleta de amostra para análise laboratorial e drenagem do líquido, o cateter deve ser removido e um curativo estéril deve ser colocado na pele.

Complicações

As complicações relacionadas à toracocentese estão listadas no Quadro 11.1.

Quadro 11.1. Complicações associadas à toracocentese

Pneumotórax
Sangramento
Edema de reexpansão pulmonar
Infecção
Lesão de órgão sólido
Dor
Tosse

Conselhos e armadilhas

É interessante manter a agulha alinhada ao transdutor durante todo o procedimento, pois a ausência desse alinhamento vai impedir a apropriada visualização da agulha em tempo real, o que minimiza os riscos de complicações. Usar muita força e não ter bom controle da agulha podem levar à introdução excessiva dentro do tórax e resultar em perfuração pulmonar. Com um bom controle da agulha e com dosagem da força aplicada, esses riscos podem ser minimizados. Além disso, a drenagem de grandes volumes de líquido também está associada a maior taxa de complicações.

Bibliografias consultadas

Adhikari S, Blaivas M. The Ultimate Guide to Point-of-Care Ultrasound-Guided Procedures. Berlin: Springer International Publishing; 2020.

Balik M, Plasil P, Waldauf P, Pazout J, Fric M, Otahal M et al. Ultrasound estimation of volume of pleural fluid in mechanically ventilated patients. Intensive Care Med. 2006;32(2):318.

Hibbert RM, Atwell TD, Lekah A, Patel MD, Carter RE, McDonald JS et al. Safety of ultrasound--guided thoracentesis in patients with abnormal preprocedural coagulation parameters. Chest. 2013;144(2):456-63.

Lichtenstein D, Goldstein I, Mourgeon E, Cluzel P, Grenier P, Rouby JJ. Comparative diagnostic performances of auscultation, chest radiography, and lung ultrasonography in acute respiratory distress syndrome. Anesthesiology. 2004;100(1):9-15.

Patel PA, Ernst FR, Gunnarsson CL. Ultrasonography guidance reduces complications and costs associated with thoracentesis procedures. J Clin Ultrasound. 2012;40(3):135-41.

Shojania KG, Duncan BW, McDonald KM, Wachter RM, Markowitz AJ. Making health care safer: a critical analysis of patient safety practices. Evid Rep Technol Assess (Summ). 2001;43:1-668.

12

Procedimentos guiados por ultrassom – paracentese

Marcela Preto Zamperlini
Daniel Cruz de Abreu
Marcela Gravelle Vieira

Anatomia

Ao avaliar a anatomia do abdome para realização de procedimentos guiados, alguns elementos principais devem ser considerados: localização do estômago e de outros órgãos sólidos, vasos epigástricos, mesentério, áreas mais dependentes da gravidade para acúmulo de líquido e camadas de partes moles que compreendem a cavidade abdominal. Os vasos epigástricos, que atravessam o músculo reto abdominal posteriormente, também devem ser lembrados, pois podem ser facilmente lesionados.

O estômago é outro local de complicação em potencial, pois pode estar distendido em pacientes doentes. Fígado e baço também devem ser cuidadosamente identificados com ultrassom para evitar lesão, principalmente em pacientes com visceromegalias.

Uma quantidade mínima de 3 cm de profundidade de líquido é considerada adequada para paracentese. Encontrar o melhor local para punção abdominal envolve identificar o ponto de menor espessura de parede abdominal, associado ao maior bolsão de líquido subjacente. As evidências demonstram que o maior bolsão de líquido se acumula quando o paciente é posicionado em decúbito lateral esquerdo.

Indicações

A realização da paracentese pode ocorrer tanto para fins diagnósticos, como para coleta de líquido ascítico destinado à análise laboratorial e a testes diagnósticos, quanto para fins terapêuticos, em pacientes com ascite volumosa, para alívio de desconforto abdominal ou dificuldades respiratórias.

Contraindicações

Abdome agudo cirúrgico é uma contraindicação formal à paracentese. Contraindicações relativas são:

- Plaquetopenia < 20.000.
- Coagulopatia (INR > 2).
- Gestação.
- Bexigoma.
- Celulite de parede abdominal.
- Distensão ou aderência de alças intestinais.

Idealmente, utiliza-se o transdutor curvilíneo de baixa frequência para avaliação da distribuição do líquido e seu maior bolsão, mas o transdutor linear para avaliação dos vasos e realização da punção guiada.

Equipamentos

- Equipamentos de proteção individual.
- Material estéril.
- Gelco.
- Seringa.
- Tubo para drenagem com reservatório (cuba rim, saco coletor etc.).
- Tubos para análise laboratorial.

Procedimento

- O paciente deve ser posicionado em decúbito lateral esquerdo, com a cabeceira elevada, facilitando a identificação do maior bolsão de líquido. Nos casos de pacientes com ascites volumosas que não toleram o decúbito, a posição supina pode ser adequada.
- Deve-se avaliar o abdome para encontrar o local de parede abdominal mais fina e de maior bolsão de líquido, idealmente com mais de 3 cm. As extremidades da bexiga, do fígado e do baço devem ser identificadas, para serem evitadas na punção. O bolsão de fluido, usualmente encontrado

no quadrante inferior esquerdo, deve ser medido em dois planos perpendiculares, garantindo que também esteja livre de alças intestinais.

- Depois de ter sido identificado e marcado o ponto de punção com o transdutor curvilíneo, deve-se trocar para o transdutor linear e utilizar o color Doppler para identificação de possíveis vasos na parede abdominal (Figura 12.1). Se algum vaso for identificado, especialmente artérias, outro local de punção deve ser escolhido. Se a mudança de local não for possível, utilizar técnica dinâmica eixo longo de forma precisa, para evitar os vasos.
- Aplicar solução de clorexidina ou iodada para limpeza do local de punção e realizar anestesia local. Em crianças com parede abdominal muito fina, uma opção é fazer a anestesia local com anestésico tópico. Nesse caso, a pomada deve ser aplicada 20 a 30 minutos antes de realizar a punção.
- A introdução da agulha pode ser realizada longitudinalmente ao transdutor (eixo longo) ou perpendicularmente (eixo curto). Assim que penetrar a epiderme, acompanhe a ponta da agulha até atravessar a parede peritoneal no plano longitudinal (Figura 12.2 e Figura 12.3). Se utilizar a abordagem perpendicular, acompanhe a ponta da agulha vasculhando o transdutor. Quando a agulha estiver próxima da cavidade peritoneal, o que pode ser visualizado como uma "tenda" no tecido, o transdutor pode ser deslocado lateral, inferior e superiormente com uma pressão gentil, com intuito de formar uma descontinuidade de trajeto entre a cavidade peritoneal e o meio externo (trajeto em Z). A agulha pode então avançar, mantendo pressão negativa na seringa. Quando houver aspiração de líquido, avançar o cateter e retirar a agulha. Drenar o volume desejado e, ao final, remover o cateter, aplicar leve pressão e colocar curativo.

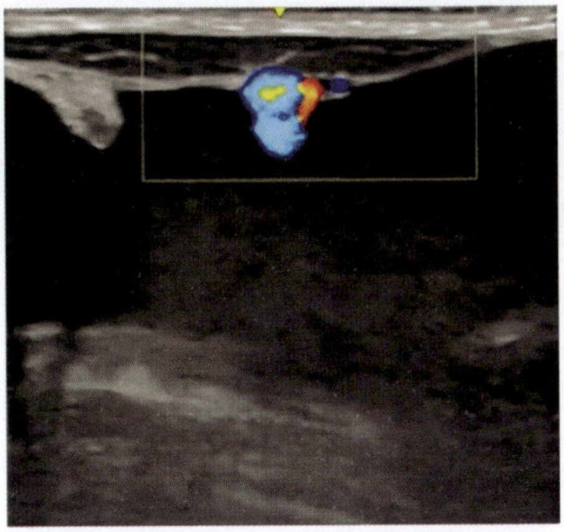

Figura 12.1. Vaso identificado em parede abdominal com color Doppler.
Fonte: acervo pessoal dos autores.

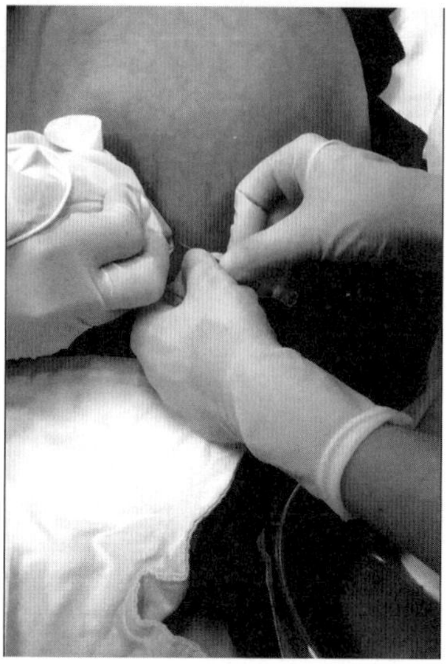

Figura 12.2. Introdução da agulha na abordagem longitudinal (eixo longo). Fonte: acervo pessoal dos autores.

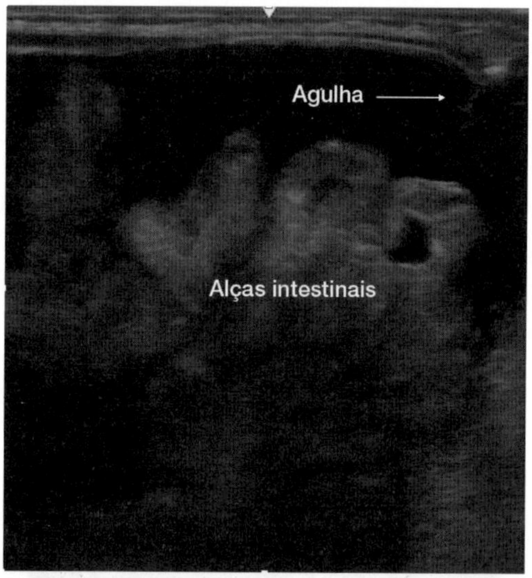

Figura 12.3. Visualização da agulha durante a paracentese na abordagem longitudinal (eixo longo). Fonte: acervo pessoal dos autores.

Complicações

As complicações secundárias à paracentese abdominal são raras e estão listadas no Quadro 12.1.

Quadro 12.1. Complicações secundárias à paracentese abdominal

Complicações
Hemorragia
Hematoma de parede abdominal e mesentério
Perfuração intestinal e vesical
Aneurisma de artéria mesentérica inferior
Laceração de vasos
Hipotensão
Infecção
Fístula de parede abdominal

Conselhos e armadilhas

- Permitir ao paciente que se movimente após marcação do local de punção pode provocar mudança na posição do líquido e ocasionar punção "branca" ou lesão de alça.
- Confundir uma estrutura que contenha grande quantidade de líquido em seu interior com líquido livre (p. ex., bexiga volumosa, alça intestinal ou cisto abdominal).

Bibliografias consultadas

Adhikari S, Blaivas M. The Ultimate Guide to Point-of-Care Ultrasound-Guided Procedures. Berlin: Springer International Publishing; 2020.

Scheer D, Secko M, Mehta N. Focus on ultrasound-guided paracentesis. In: American College of Emergency Physicians online CME. American College of Emergency Physicians; 2014.

Shojania KG, Duncan BW, McDonald KM, Wachter RM, Markowitz AJ. Making health care safer: a critical analysis of patient safety practices. Evid Rep Technol Assess (Summ). 2001;43:1-668.

13

Procedimentos guiados por ultrassom – pericardiocentese

Marcela Preto Zamperlini
Daniel Cruz de Abreu
Marcela Gravelle Vieira

Introdução

A pericardiocentese é um procedimento de emergência realizado na suspeita de tamponamento cardíaco causado por derrame pericárdico. O uso do ultrassom possibilita a detecção precoce do derrame pericárdico, permitindo avaliar o tamanho e a localização da efusão, bem como sinais de tamponamento cardíaco. Além disso, facilita a realização da pericardiocentese, auxiliando na determinação do melhor sítio para punção, na visualização do trajeto da agulha durante sua inserção e na identificação das estruturas anatômicas adjacentes, reduzindo as complicações relacionadas ao procedimento.

Anatomia e fisiologia

O pericárdio é uma camada fibrocolagenosa que envolve o coração. Fisiologicamente, pode existir pequena quantidade de líquido no interior do saco pericárdico, que não compromete a função cardíaca. Entretanto, diferentes patologias podem levar a um acúmulo de fluido adicional nesse espaço. O pericárdio possui propriedades elásticas, que permitem respostas compensatórias ao estresse da distensão causada pelo acúmulo de fluido. Caso ocorra de forma gradual, mesmo grandes quantidades de líquido podem se acumular sem que haja aumento da pressão no interior do saco pericárdico. Por outro lado, pequenas quantidades de líquido podem levar a aumento da pressão nesse local caso se acumulem rapidamente (Figura 13.1).

Com o ultrassom, podemos identificar o líquido pericárdico como uma estrutura anecoica envolvendo o coração. Devido à ação da gravidade, tende

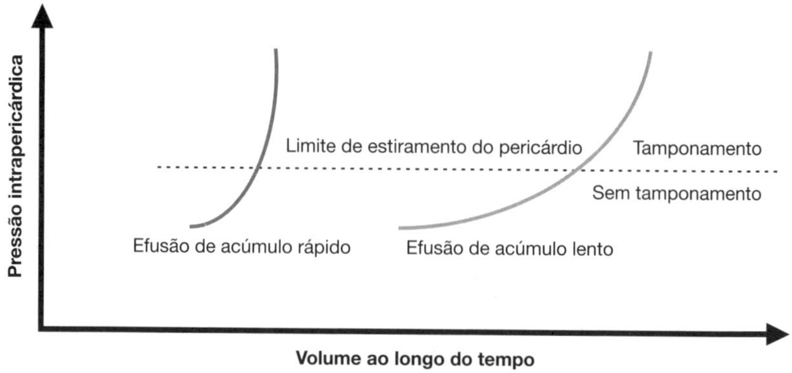

Figura 13.1. O tamponamento é determinado pela velocidade de acúmulo do fluido e pela complacência do pericárdio. Em determinado ponto, o pericárdio atinge seu máximo de distensão e pequenos aumentos de líquido geram grande aumento da pressão intrapericárdica, responsável pelo tamponamento.
Fonte: acervo pessoal dos autores.

a se acumular inicialmente nas porções inferiores do saco pericárdico. Assim, a janela cardíaca preferencial para avaliar a presença de derrame pericárdico é a subcostal. Em caso de acúmulos mais significativos, é possível também visualizar esse líquido em outras janelas (Figura 13.2). No tamponamento, a pressão no interior do saco pericárdico supera a pressão dentro das câmaras cardíacas e podem ser observados sinais ultrassonográficos como o colapso da parede do ventrículo direito na diástole e da parede do átrio direito na sístole, além do ingurgitamento da veia cava inferior, que se torna mais túrgida e sofre pouca variabilidade durante a inspiração.

Indicações

A pericardiocentese está indicada quando houver derrame pericárdico levando à instabilidade hemodinâmica. Sempre que possível, o procedimento deve ser realizado sob visualização direta com o ultrassom, desde que haja disponibilidade do aparelho e de profissional com treinamento adequado para a realização dessa técnica.

Equipamentos

- Ultrassom bidimensional.
- Transdutor linear.
- Gel para ultrassom.
- Material para punção pericárdica.
- Capa estéril para o transdutor.

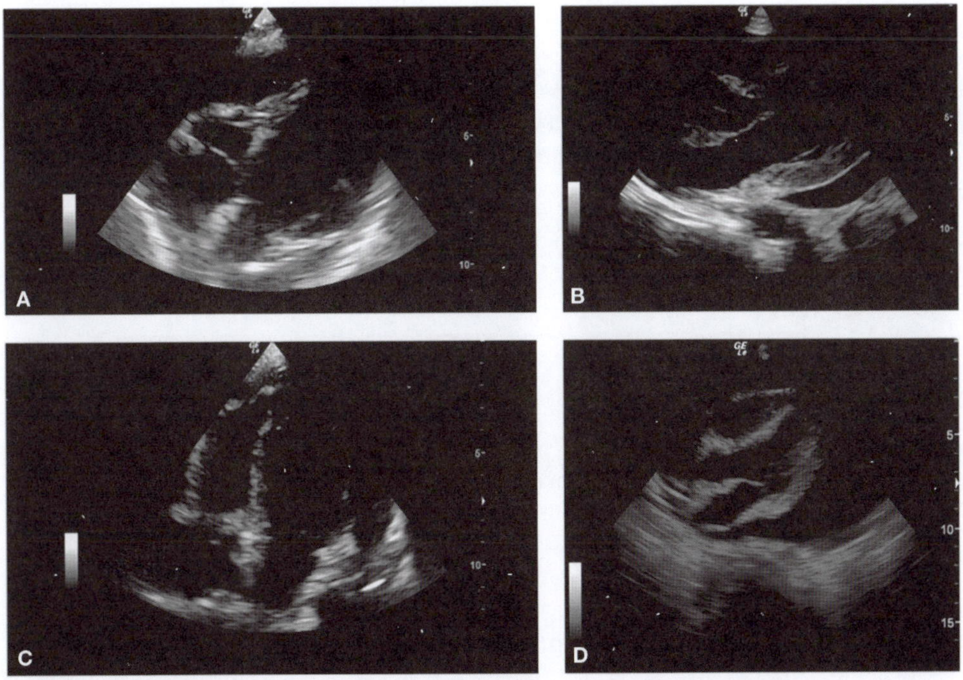

Figura 13.2. (**A**) Derrame pericárdico visualizado na janela subcostal. (**B**) Janela paraesternal eixo longo. (**C**) Janela apical em quatro câmaras. (**D**) Derrame pericárdico extenso envolvendo todo o coração (*swinging heart*). Fonte: acervo pessoal dos autores.

Procedimento

Preparo

Idealmente, a pericardiocentese deve ser realizada com o paciente em decúbito semielevado, com a cabeceira reclinada em 30° a 45°. O aparelho de ultrassom deve estar posicionado à frente de quem realizará a punção, com a tela em seu campo de visão direto. A escolha do sítio de punção dependerá da distribuição do líquido e essa decisão pode ser feita após uma varredura detalhada com o ultrassom. De modo geral, o melhor local para punção é aquele que contém o maior acúmulo de líquido pericárdico, que está mais próximo da caixa torácica e que pode ser drenado sem que haja punção de órgãos adjacentes. A camada de líquido deve ter uma espessura de, pelo menos, 1 cm, para evitar a punção inadvertida do coração.

Técnicas de punção

A pericardiocentese guiada por ultrassom pode ser realizada através das técnicas estática ou dinâmica. Na primeira, utiliza-se o ultrassom para planejar o procedimento, mas não há visualização da punção em tempo real. Na segunda, a imagem é utilizada para visualizar e guiar a agulha durante a punção. Não há evidência de que uma técnica seja superior a outra, devendo o médico responsável tomar essa decisão com base em sua experiência e nos recursos disponíveis.

Abordagem estática

A utilização do ultrassom para determinar o local e o ângulo de punção é o método tradicional. Nesse caso, o ponto de punção e a trajetória da agulha são demarcados na pele e a direção da inserção da agulha é a mesma em que estava o transdutor no momento da identificação do derrame pericárdico. Deve-se medir a distância entre a pele e o pericárdio, que geralmente é de 2 cm a 4 cm. Durante a punção, o transdutor pode ser posicionado em outra janela para fazer o monitoramento remoto da remoção do líquido.

Abordagem dinâmica

Nessa técnica, a punção é realizada sob visualização direta no ultrassom. A agulha é inserida pela face lateral do transdutor, de forma oblíqua ao feixe de ondas do ultrassom, e sua trajetória desde a pele até o saco pericárdico pode ser percebida durante todo o procedimento. Essa abordagem pode ser feita por meio das janelas subcostal, apical ou paraesternal (Figura 13.3).

A janela paraesternal é a mais segura e deve ser escolhida sempre que possível, pois permite o caminho mais direto até o saco pericárdico, mas um risco nessa abordagem é a lesão do ramo esquerdo da artéria coronariana descendente. A janela subcostal é mais tradicionalmente usada, mas pode ser necessário direcionar a agulha para alguma porção do fígado durante o procedimento, sendo a lesão hepática e/ou a lesão diafragmática complicações possíveis nesse caso. A abordagem pela janela apical pode minimizar as complicações observadas na subcostal, mas é uma técnica mais desafiadora, uma vez que, para acessar essa janela, o ideal é utilizar o transdutor setorial, que pode comprometer a visualização da agulha.

Complicações

As complicações de uma pericardiocentese incluem lesões das estruturas adjacentes na tentativa de atingir o saco pericárdico com a agulha. Na abordagem paraesternal, pode haver lesão pulmonar, da artéria mamária interna, de feixes neurovasculares das costelas, das coronárias e do miocárdio. Na abordagem subcostal, pode ocorrer lesão hepática, diafragmática e do trato gastrintestinal. Já na abordagem apical, todas essas lesões descritas são possíveis, dependendo da morfologia, do tamanho e da localização do coração. A utilização do ultrassom possibilita a identificação de variações anatômicas e do menor trajeto que a agulha deve percorrer até atingir o saco pericárdico, minimizando o risco de punção inadvertida dessas estruturas.

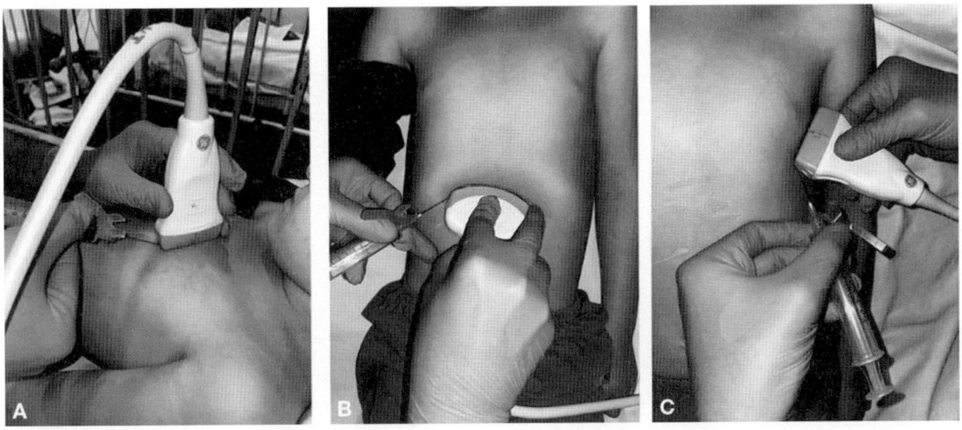

Figura 13.3. Técnica de abordagem da pericardiocentese guiada por ultrassom. (**A**) Paraesternal: o transdutor é posicionado no tórax anterior, na linha paraesternal esquerda, com marcador apontando para o ombro direito do paciente. (**B**) Subcostal: o transdutor é posicionado na região subxifoide, com o marcador apontando para a direita do paciente. Nessa técnica, a agulha é inserida pelo lado esquerdo do transdutor e direcionada para o ombro esquerdo do paciente. (**C**) Apical: o transdutor é posicionado no ictus, com o marcador apontando para o quadril direito do paciente. Fonte: acervo pessoal dos autores.

Bibliografias consultadas

Adhikari S, Blaivas M. The Ultimate Guide to Point-of-Care Ultrasound-Guided Procedures. Berlin: Springer International Publishing; 2020.

Degirmencioglu A, Karakus G, Güvenc TS, Pinhan O, Sipahi I, Akyol A. Echocardiography-guided or "sided" pericardiocentesis. Echocardiography. 2013;30(9):997-1000.

14

Papel do ultrassom transfontanelar na emergência neonatal

Saskia Maria Wiegerinck Fekete

Introdução

O ultrassom transfontamelar (USTF) é parte essencial do POCUS neonatal, particularmente em prematuros instáveis e de alto risco. O USTF é um exame focado, rápido, com ótima avaliação global do cérebro. É uma técnica que vai de encontro ao objetivo de minimizar a exposição à radiação nessa faixa etária.

O ultrassom de crânio é um exame abrangente e permite avaliar doenças intracranianas como hemorragias peri-intraventriculares (HPIV), hidrocefalia e ventriculomegalia, coleções extra-axiais, anomalias vasculares, edema cerebral com ou sem aumento de pressão intracraniana, desvios de linha média e malformações congênitas.

Quando pensamos em emergências neonatais, devemos considerar várias adversidades que acometem o sistema nervoso central e que podem ser visualizadas no USTF. Por isso, neste capítulo, vamos contemplar rapidamente a técnica de realização de ultrassom transfontanelar e estudar algumas patologias relacionadas, como HPIV, hidrocefalia com aumento de pressão intracraniana e infartos cerebrais isquêmicos.

Técnica do exame

O exame ultrassonográfico é realizado pela fontanela bregmática ou anterior, sendo efetivados cortes nos planos coronal e sagital. O exame pode ser complementado com a fontanela posterior ou com a fontanela mastóidea, possibilitando melhor visualização da fossa posterior e do cerebelo.[1-2]

- Transdutores utilizados: microconvexo, setorial ou linear (Quadro 14.1). Sempre utilizar a maior frequência do transdutor, que possibilite a visualização de todos os componentes do cérebro do paciente. Quanto maior o segmento cefálico, menor a frequência do transdutor.
- Janela anterior: planos coronal e sagital. Os planos coronais são obtidos colocando-se o transdutor, em posição transversa, perpendicularmente à base do crânio, com a referência do transdutor para a direita (Figura 14.1).

Quadro 14.1. Tipos de transdutores utilizados para realizar USTF

Tipos de transdutor	Frequência	Vantagens
Microconvexo	5 MHz a 7,5 MHz	Melhor acomodação na fontanela, imagem + ampla
Setorial	5 MHz a 8 MHz	Fontanelas pequenas
Linear	10 MHz a 15 MHz	Visualização de estruturas mais superficiais e até mesmo de hemorragias subdurais e fraturas cranianas

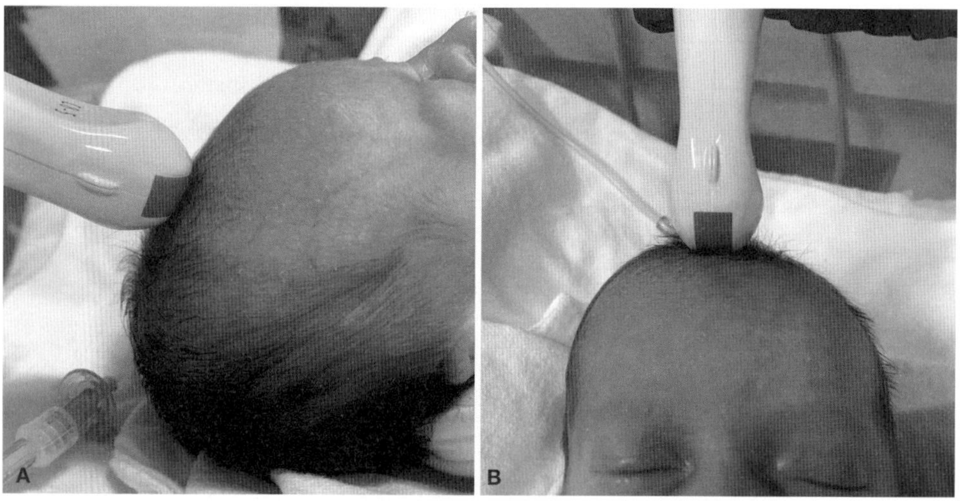

Figura 14.1. Visualização da posição do transdutor na fontanela bregmática. (**A**) Plano coronal: o transdutor é angulado da região anterior para a posterior, sempre com a referência à direita do paciente, sem sair da fontanela. (**B**) Plano sagital: o transdutor é angulado de um lado para o outro da cabeça, com a referência localizada em direção ao nariz do paciente.
Fonte: acervo pessoal da autora.

O feixe de US, então, deve varrer o cérebro na direção anteroposterior. A varredura é feita desde a visualização dos lobos frontais e do teto da órbita até os lobos occipitais no corte mais posterior. Os cortes básicos são ilustrados na Figura 14.2 A-D. A simetria dos cortes é importante para a interpretação das estruturas anatômicas. Os planos sagitais são obtidos colocando-se o transdutor longitudinalmente na fontanela anterior e angulando-o para obter imagens de ambos os lados. Quando a referência do transdutor estiver fixando o nariz do paciente, será visualizada a linha média com várias estruturas importantes a serem avaliadas: o corpo caloso, o terceiro e o quarto ventrículos e o vermis cerebelar (Figura 14.2 E). Angulando para ambos os lados, podemos observar os ventrículos laterais com a forma de "C" englobando o tálamo e os núcleos da base. Na região periférica, serão identificadas a localização dos lobos frontal, parietal e occipital, permitindo a localização de lesões como hemorragias e infartos (Figura 14.2 F, Vídeo 14.1 e Vídeo 14.2).

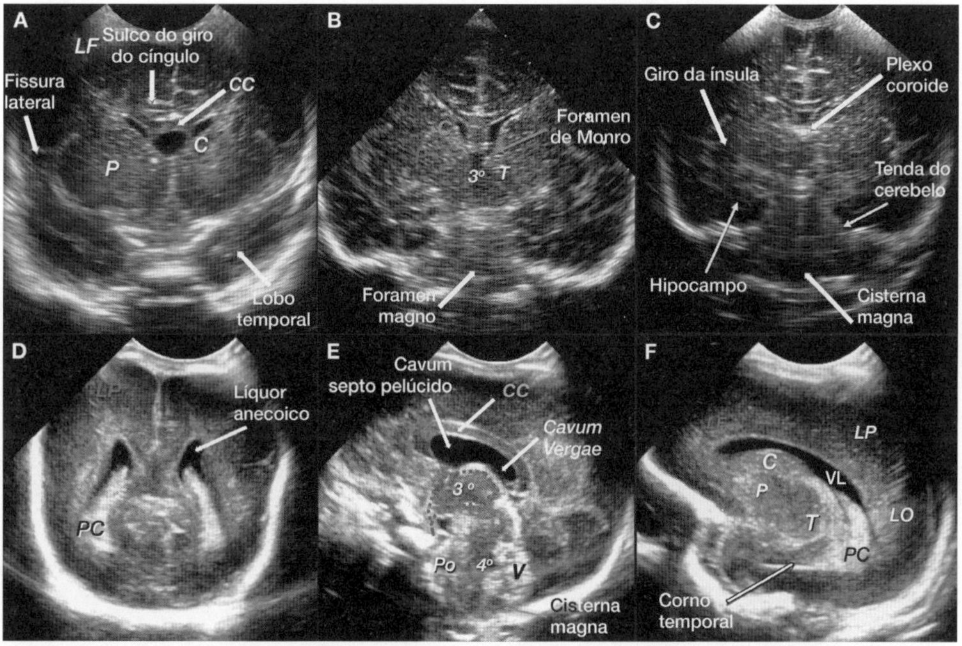

Figura 14.2. Cortes coronais (**A-D**) e sagitais (**E-F**) de USTF normal. (**A**) Passando pelo osso etmoidal, corta os lobos temporais inferiormente. (**B**) Passando pelo foramen magno e pelo terceiro ventrículo (3º). (**C**) Passando pela tenda do cerebelo. (**D**) Passando tangencialmente aos plexos coroides. (**E**) Corte sagital médio permite a visualização do corpo caloso (CC) e do vermis cerebelar. (**F**) Corte parassagital passando pelo ventrículo lateral (VL).
LF: lobo frontal; LP: lobo parietal; LO: lobo occipital; C: cabeça do núcleo caudado; P: putamen; T: tálamo; Po: ponte; 4º: quarto ventrículo; 3º: terceiro ventrículo; V: vermis cerebelar; CC: corpo caloso; PC: plexo coroide.
Fonte: acervo pessoal da autora.

Material complementar

Vídeo 14.1 Corte coronal de USTF normal.

Escaneie o QR-CODE ou clique nele para acessar o material.

Vídeo 14.2 Corte sagital de USTF normal.

Escaneie o QR-CODE ou clique nele para acessar o material.

A fontanela mastóidea permite a visualização da fossa posterior e, notadamente, do cerebelo com o vermis cerebelar e os hemisférios cerebelares (Figura 14.3).[1]

Doppler colorido e Doppler espectral

O Doppler cerebral, feito por meio da fontanela anterior, permite a visualização dos vasos sanguíneos e geralmente utiliza a artéria pericalosa para determinar o fluxo sanguíneo cerebral. Ela é um ramo da artéria cerebral

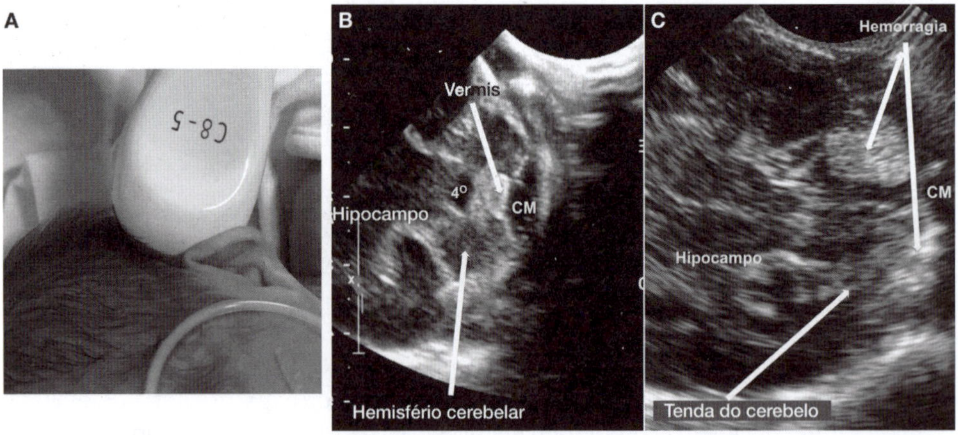

Figura 14.3. (**A**) Ultrassom realizado pela fontanela mastóidea. (**B**) Corte coronal com visualização do cerebelo, notadamente o vermis cerebelar e os hemisférios cerebelares. (**C**) Pretermo extremo, 24 semanas, com hemorragia cerebelar bilateral. 4º: quarto ventrículo; CM: cisterna magna.
Fonte: acervo pessoal da autora.

anterior, de fácil insonação devido à posição, e possibilita a realização de Doppler pulsado com ângulo correto (Figura 14.4). A medida do Doppler é uma ferramenta auxiliar em cenários clínicos selecionados. Ela fornece informações relativas à hemodinâmica cerebral, além de permitir a mensuração do índice de resistência (IR) por meio da representação espectral da onda (valores de normalidade entre 0,6 e 0,80).[3] O IR é reduzido nos quadros de reperfusão cerebral em pacientes asfixiados e aumentado na hipertensão intracraniana ou em roubo de fluxo em paciente com *shunt* externos, como na persistência de canal arterial.[2]

Hemorragia peri-intraventricular

A hemorragia peri-intraventricular (HPIV) ocorre frequentemente na primeira semana de vida, sendo 50% no primeiro dia e 90% até 72 horas, com progressão da lesão por um dia a três dias. O recém-nascido prematuro apresenta um tecido cerebral imaturo, que é transitório na vida fetal e vai desaparecer até 34 semanas. Esse tecido, denominado matriz germinativa, dá origem a uma grande variedade de células, entre elas os neurônios e as células da glia. A HPIV decorre da fragilidade intrínseca da microvasculatura da matriz germinativa. Ela ocorre devido à imaturidade da parede dos vasos, à flutuação e à falta de autorregulação do fluxo sanguíneo cerebral.[4-5] A complicação mais frequente, em 15% das HPIV, é o infarto hemorrágico parenquimatoso e a segunda complicação descrita é a ventriculomegalia pós-hemorrágica. Ela está associada, na maioria dos casos, à HPIV grau III.[4]

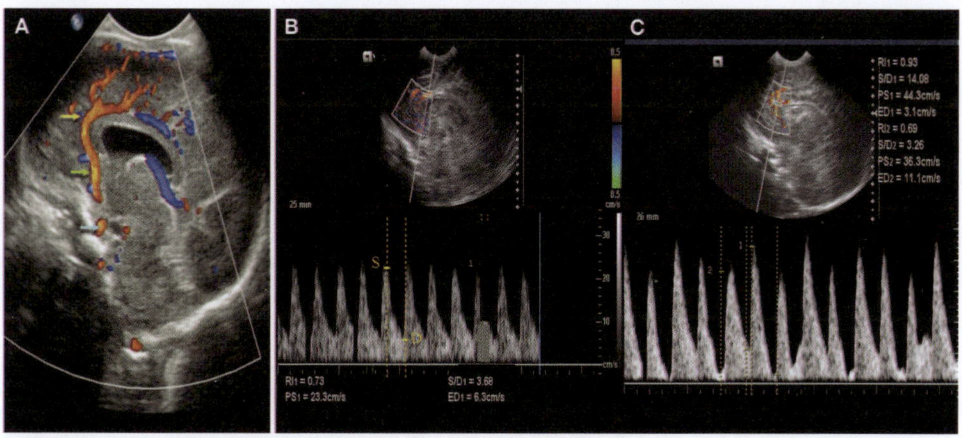

Figura 14.4. (**A**) Doppler colorido com visualização de artéria cerebral anterior (*seta verde*), artéria pericalosa (*seta amarela*) e artéria carótida interna (*seta azul*). Ângulo de insonação adequado para medir a velocidade do fluxo da artéria. (**B**) Doppler espectral normal. Medida de Sístole (S) e Diástole (D): IR = 0,73. (**C**) Fluxo de doppler instável em prematuro, risco para hemorragia peri-intraventricular. Fonte: acervo pessoal da autora.

Classificação da HPIV

Existem diferentes classificações para HPIV, entre elas a de Papile, a de Volpe e a do grupo Europeu.[6-8] A grande diferença entre as classificações mais atuais é a supressão do grau IV e o surgimento da descrição do infarto hemorrágico, que pode acompanhar qualquer outro grau (Quadro 14.2).

- HPIV grau I: o maior remanescente da matriz germinativa se localiza no sulco caudo-talâmico, no nível da cabeça do núcleo caudado. A hemorragia subependimária ocorre com espessamento globular hiperecoico subependimário, que se mantém visível por várias semanas (Figuras 14.5-A-B).
- HPIV grau II: a camada subependimária que envolve a matriz germinativa pode se romper, permitindo a extensão da hemorragia para o lume ventricular. A presença de hemorragia intraventricular é geralmente sugerida pela existência de coágulo hiperecogênico intraventricular, localizado anterior ao foramen de Monro, acima do sulco caudo-talâmico ou no corno occipital. Quando está no corno occipital, a detecção por meio da fontanela posterior ou da fontanela mastóidea permite melhor visualização do coágulo. O sangue leva a uma reação inflamatória em torno de duas a quatro semanas após a hemorragia e leva a aumento transitório da produção de líquor e a hiperecogenicade do epêndima (Figuras 14.5-C-D).
- HPIV grau III: leva à distensão ventricular aguda. As características ultrassonográfias de um coágulo mudam com o tempo e ajudam na

Quadro 14.2. Diferentes classificações de hemorragia peri-intraventricular (HPIV)

Classificação de HPIV	Grau I	Grau II	Grau III	Grau IV	Infarto periventricular
Papile[6]	HMG	HMG + HIV	HMG + HIV + ventriculomegalia	HMG + HIV + acometimento de parênquima cerebral	–
Volpe[7]	HMG < 10% de sangue no VL	HMG de 10% a 50% do VL preenchido por sangue	HMG + HIV com > de 50% do VL com sangue Ventriculomegalia	–	Infarto hemorrágico periventricular
Grupo europeu[8]	HMG	HMG < 50% do VL com sangue	HMG + HIV com > de 50% do VL com sangue Ventriculomegalia	–	Infarto hemorrágico periventricular

HMG: hemorragia de matriz germinativa; HIV: hemorragia intraventricular; VL: ventrículo lateral.

determinação da época do sangramento. Na fase aguda, que ocorre entre 4 ou 6 horas e três dias após o sangramento, a hiperecogenicidade se deve à formação de fibrina no final da cascata de coagulação. Na fase subaguda, o coágulo inicia sua retração com mudanças progressivas de suas margens, que ficam hiperecoicas, com a porção central hipoecoica (Figura 14.5E-F).[2]

- Infarto hemorrágico periventricular: o infarto pode ocorrer secundariamente a qualquer grau da HPIV, sendo mais frequente quanto maior for a gravidade da hemorragia. Inicialmente, ocorrem a compressão e a obstrução parcial das veias subependimárias pela hemorragia da matriz germinativa. Em seguida, a congestão venosa leva a hemorragia e isquemia com infarto. O risco de desenvolver infarto pode estar relacionado à localização da hemorragia, em associação com uma anatomia venosa predisponente.[5] O aumento da pressão intraventricular, associado a grande quantidade de sangue, pode elevar os riscos e o tamanho da área infartada. O prognóstico está diretamente relacionado à localização e à extensão do infarto. O aspecto ultrassonográfico de um infarto tem forma triangular, hiperecogênica, presente na substância branca periventricular do mesmo lado da HPIV (Figura 14.6).[7] A hiperecogenicidade do parênquima tende a diminuir após alguns

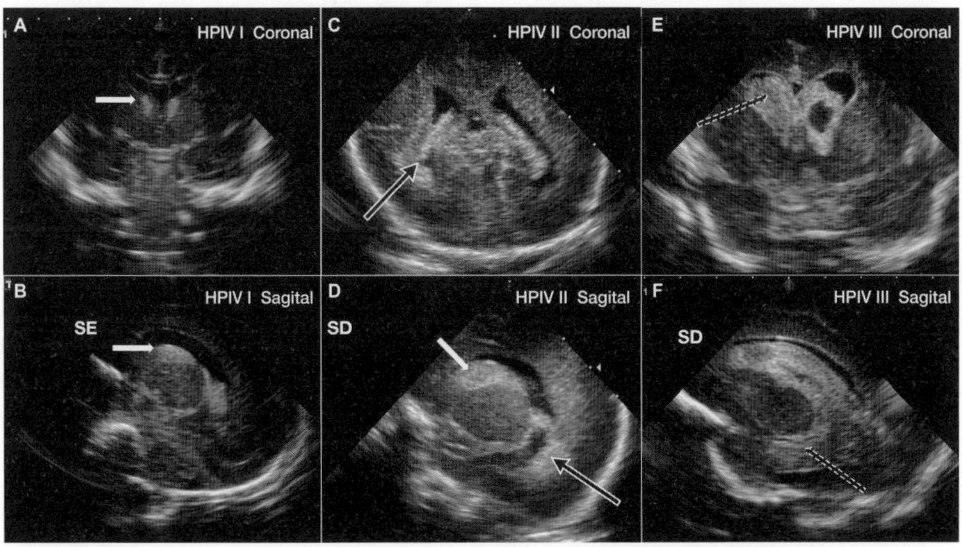

Figura 14.5. Cortes coronais e sagitais de HPIV. O sangue fresco aparece hiperecogênico e no grau I (**A-B**), situado na área da Matriz germinativa (*seta branca*), no grau II (**C-D**) aparece intraventricular em pequena quantidade, situado neste caso no corno posterior do VL direito (*seta preta*), e, no grau III (**E-F**), preenche mais que 50% do ventrículo e está acompanhado de aumento do tamanho do VL (*seta tracejada*). Fonte: acervo pessoal da autora.

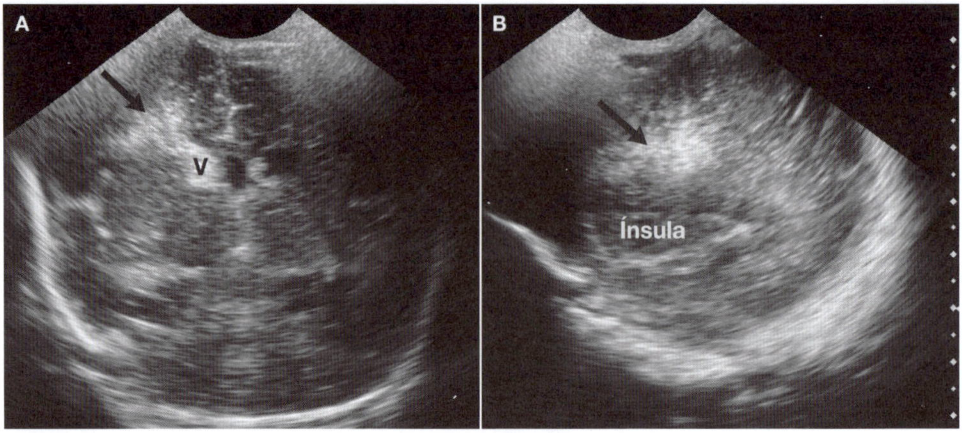

Figura 14.6. Infarto hemorrágico no ângulo externo do VL direito (imagem hiperecogênica) associado a uma HPIV grau II. Forma em leque devido ao acometimento da drenagem venosa. (**A**) Corte coronal, área de infarto na (*seta preta*), ventrículo preenchido de sangue. (**B**) Corte sagital no nível do giro da ínsula ajuda a localizar a lesão em região fronto-parietal e mostra a extensão anteroposterior da lesão. Fonte: acervo pessoal da autora.

dias, provavelmente devido à resolução da congestão venosa ao redor do infarto, que pode levar o ultrassonografista a superestimar a extensão do infarto durante a fase aguda. A reabsorção da área necrosada, após um mês a dois meses, leva a uma cavitação, chamada de porencefalia (Figura 14.7,Vídeo 14.3 e Vídeo 14.4).[7]

Vídeo 14.3
Imagem de um paciente com HPIV grau III.

Escaneie o QR-CODE ou clique nele para acessar o material.

Vídeo 14.4
Imagem de um paciente com HPIV grau III (tem bastantes coágulos visíveis em corno posterior de ventrículo lateral e presença de área infarto hemorrágico em região temporal em reabsorção. No corte coronal observamos também hemorragia em matriz germinativa bilateral a imagem mostra a região anterior com hemorragia em matriz germinativa em reabsorção bilateral).

Escaneie o QR-CODE ou clique nele para acessar o material.

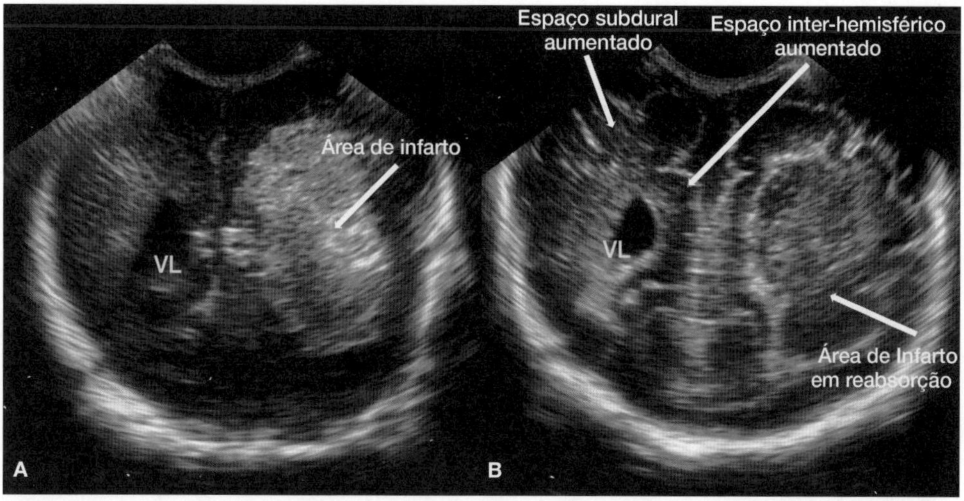

Figura 14.7. Infarto hemorrágico extenso acometendo toda a região periventricular à esquerda em um prematuro com 28 semanas de idade gestacional que apresentou HPIV. (**A**) Corte coronal posterior com sete dias de vida. (**B**) Corte no mesmo local 30 dias após, evidenciando reabsorção no local de infarto que ainda está ocorrendo. Já é possível observar atrofia difusa do parênquima cerebral com aumento do espaço subdural e da linha inter-hemisférica.
Fonte: acervo pessoal da autora.

Hidrocefalia

A ventriculomegalia ou hidrocefalia é uma afecção bastante comum em unidades neonatais. Ela tem origem congênita ou adquirida. As causas congênitas mais frequentes são estenose de aqueduto, malformação de Arnold Chiari e cisto de Dandy Walker. A causa adquirida mais comum é a obstrução por coágulos devido a HPIV em prematuros.

Ventriculomegalia é o termo preferido para descrever o aumento dos ventrículos cerebrais. O termo hidrocefalia é utilizado em pacientes com ventriculomegalia associada ao aumento de pressão do líquido cefaloraquidiano no sistema ventricular. O aumento da pressão pode levar à compressão do parênquima cerebral e, consequentemente, a isquemia e atraso de desenvolvimento. O diagnóstico clínico pelo aumento do perímetro craniano é tardio. O diagnóstico mais precoce por USTF, principalmente em prematuros com hidrocefalia pós-hemorrágica,[2] é essencial para melhorar o prognóstico desses pacientes (Figura 14.8).

No diagnóstico da dilatação ventricular pós-hemorrágica, são utilizados os planos e os valores descritos no Quadro 14.3.[2-9]

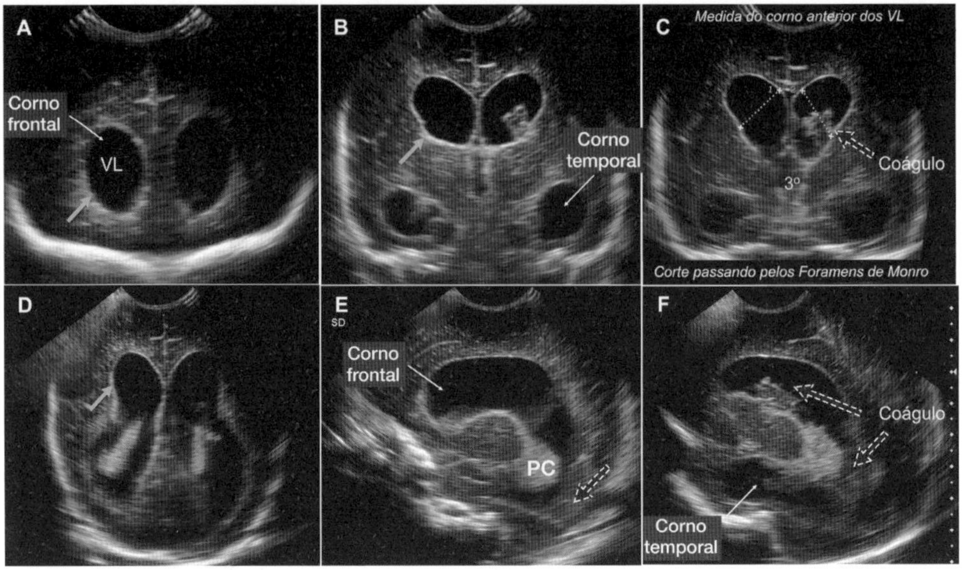

Figura 14.8. Ventriculomegalia pós-hemorrágica com aumento importante de ventrículos laterais (VL). Reação inflamatória vista na superfície dos VL (*seta cinza*) e presença de coágulos principalmente em ventrículo lateral esquerdo (*setas tracejadas*). (**A-D**) Cortes coronais sequencias. (**E**) Cortes parassagital direito. (**F**) Ou parassagital esquerdo. Os cortes parassagitais permitem melhor visualização da quantidade de coágulos dentro de cada ventrículo lateral. PC: plexo coroide; 3º: terceiro ventrículo. Fonte: acervo pessoal da autora.

Quadro 14.3. Medidas para avaliar ventriculomegalia – planos, técnicas e valores de normalidade

Medidas para avaliar ventriculomegalia		Técnica da medida	Valores de normalidade
Medida do corno frontal do VL	Plano coronal passando pelo forâmen de Monro	Medida oblíqua do corno frontal	NL de 3 mm a 4 mm Aceito até 6 mm
Relação VL/ hemisfério cerebral	Plano coronal passando pelo forâmen de Monro	LM até o VL/LM até osso parieto-temporal Cada lado é avaliado separadamente	NL < 0,3

VL: Ventrículo lateral; LM: linha média; NL: normal.

Doppler cerebral na hidrocefalia

Pacientes com hidrocefalia têm alto risco de lesão isquêmica do parênquima cerebral. A monitorização não invasiva da dinâmica intracraniana pode ser útil para identificar os pacientes com aumento de pressão intracraniana.

Em lactentes com hidrocefalia pós-hemorrágica, o índice de resistência (IR) das artérias cerebrais parece estar aumentado.[2] Com a progressão da hidrocefalia, a diástole diminui até zerar ou tornar-se negativa, com fluxo reverso. Na hora da realização da medição do Doppler, a resposta hemodinâmica à compressão da fontanela pelo transdutor pode reforçar a hipótese de hipertensão intracraniana (Figura 14.9).[2-10]

Infarto cerebral

O infarto cerebral se inicia com a interrupção abrupta do fluxo arterial cerebral. Situações de risco incluem fatores maternos e fetais, entre eles diabetes materno, uso abusivo de drogas, parto traumático, infecções neonatais e cardiopatias.[3] A distribuição dos infartos cerebrais no período neonatal segue uma localização diferenciada de acordo com a idade gestacional. Os infartos arteriais do RNT serão, em 80%, dos casos na área perfundida pela artéria

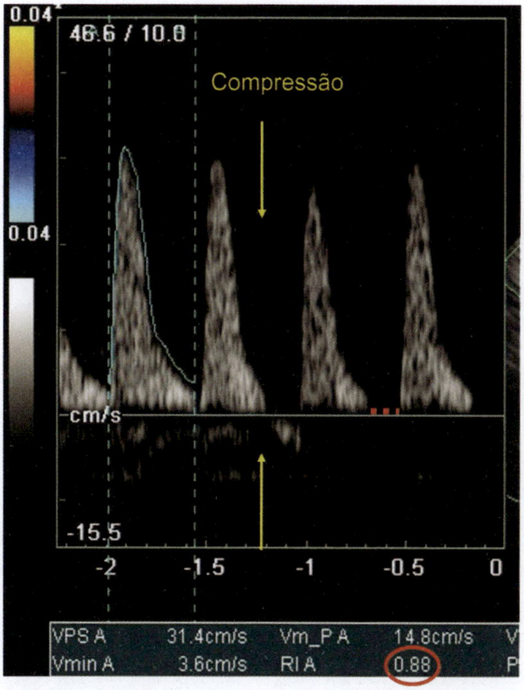

Figura 14.9. Doppler espectral de paciente com hidrocefalia pós-hemorrágica. A curva mostra um Índice de Resistência (IR) de 0,88 pré-compressão, indo para diástole zero (*em vermelho tracejado*) após compressão da fontanela. O valor alto de IR pré-compressão já denota um aumento de pressão intracraniana neste RN, o que é confirmado com a compressão da fontanela.
Fonte: acervo pessoal da autora.

cerebral média, com predomínio do lado esquerdo. Os prematuros apresentam um predomínio de lesões multifocais envolvendo os ramos corticais e lenticuloestriados (Figura 14.10).[2]

A imagem sugestiva de infarto cerebral caracteriza-se por ser brilhante, com apagamento dos sulcos no local do infarto. A lesão hiperecogênica em forma de cunha triangular é a mais típica, mas pode aparecer como uma área ecogênica focal.[3] A área afetada fica mais ecogênica devido ao edema, inicialmente, depois devido à necrose com reação glial. O US às vezes permite a identificação da área necrótica em horas após o insulto, mas geralmente demora alguns dias para que a área se torne hiperecogênica.[11] O edema tecidual, presente 6h após o insulto, que se mantém em torno de uma semana, vai comprimir progressivamente os sulcos regionais e o ventrículo ipsilateral, produzindo frequentemente efeito de massa com possível desvio de linha média. Nos estágios iniciais, é possível registrar o fluxo sanguíneo diminuído no lado afetado. Os cistos pela reabsorção do tecido necrosado demoram em torno de duas semanas para aparecerem. O diagnóstico diferencial com abcessos, tumores, anomalias vasculares e hemorragias deve ser realizado.[2]

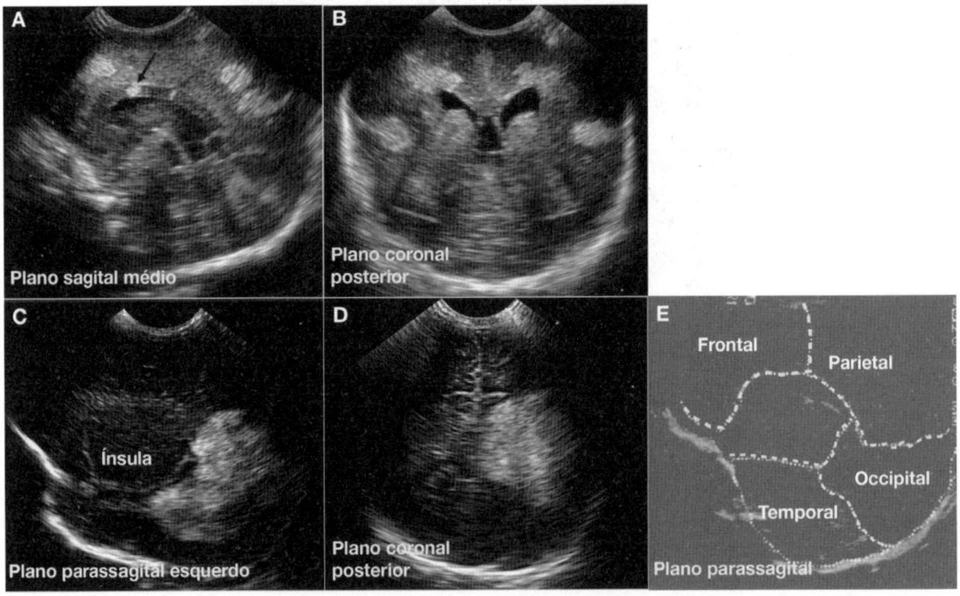

Figura 14.10. (**A-B**) infarto isquêmico em prematuro; lesões periventriculares devem ser diferenciadas de abcessos. acometem inclusive o corpo caloso visto no corte sagital (*seta preta*). (**C-D**) Infarto extenso recente acometendo região occipital-temporal, evidenciado pelo corte passando pelo giro da ínsula. (**E**) Desenho esquemático do corte parassagital evidenciando a divisão do parênquima em diferentes lobos cerebrais. Fonte: acervo pessoal da autora.

Referências bibliográficas

1. Dudink J, Jeanne SS, Horsch S, et al. State-of-the-art neonatal cerebral ultrasound: technique and reporting. Pediatr Res. 2020;87(Suppl 1):3-12.
2. Vries LS, Govaert P. An Atlas of Neonatal Brain Sonography: Clinics in Developmental Medicine. London: Mac Keith Press; 1997.
3. Siegel MJ. Pediatric Sonography. 4th. ed. Philadelphia: Wolers Kluwer; 2010.
4. Ballabh P. Intraventricular hemorrhage in premature infants: mechanism of disease. Pediatr Res. 2010;67:1-8.
5. Gilard V, Tebani A, Bekri S, Marret S. Intraventricular Hemorrhage in very Preterm Infants: A Comprehensive Review. J Clin Med. 2020;9(8):2447.
6. Papile LA, Burstein J, Burstein R, Koffler H. Incidence and evolution of subependymal and intraventricular hemorrhage: a study of infants with birth weights less than 1,500 gm. J Pediatr. 1978;92(4):529-34.
7. Volpe JJ. Germinal matrix-intraventricular hemorrhage. In: Volpe JJ. Neurology of the newborn. 5th. ed. Philadelphia: Elsevier; 2008.
8. Parodi A, Govaert P, Horsch S, Bravo MC, Ramenghi LA; eurUS.brain group. Cranial ultrasound findings in preterm germinal matrix haemorrhage, sequelae and outcome. Pediatr Res. 2020;87(Suppl 1):13-24.
9. Mohammad K, Scott JN, Leijser LM, Zein H, Afifi J, Piedboeuf B et al. Consensus Approach for Standardizing the Screening and Classification of Preterm Brain Injury Diagnosed with Cranial Ultrasound: A Canadian Perspective. Front Pediatr. 2021;9:618236.
10. Taylor GA, Madsen JR. Neonatal hydrocephalus: hemodynamic response to fontanelle compression – correlation with intracranial pressure and need for shunt placement. Radiology. 1996;201(3):685-9.
11. Cowan F, Mercuri E, Groenendaal F, Bassi L, Ricci D, Rutherford M et al. Does cranial ultrasound imaging identify arterial cerebral infarction in term neonates? Arch Dis Child Fetal Neonatal Ed. 2005;90(3):F252-6.

Índice remissivo

Este livro foi impresso nas oficinas gráficas da Editora Vozes Ltda.,
Rua Frei Luís, 100 – Petrópolis, RJ.